宝宝常见病
家庭必备指南

孔令凯——— 著

北京科学技术出版社

图书在版编目（CIP）数据

宝宝常见病家庭必备指南 / 孔令凯著. -- 北京：
北京科学技术出版社, 2021.6
ISBN 978-7-5714-1543-3

Ⅰ.①宝… Ⅱ.①孔… Ⅲ.①小儿疾病－防治－指南
Ⅳ.①R72-62

中国版本图书馆CIP数据核字（2021）第084619号

策划编辑：路 杨 刘 宁
责任编辑：路 杨
责任校对：贾 荣
图文制作：张宝鑫
责任印制：吕 越
出 版 人：曾庆宇
出版发行：北京科学技术出版社
社　　址：北京西直门南大街16号
邮政编码：100035
电　　话：0086-10-66135495（总编室）　0086-10-66113227（发行部）
网　　址：www.bkydw.cn
印　　刷：北京宝隆世纪印刷有限公司
开　　本：889 mm×1130 mm　1/16
字　　数：213千字
印　　张：16
版　　次：2021年6月第1版
印　　次：2021年6月第1次印刷
ISBN 978-7-5714-1543-3

定　　价：68.00元

推荐序

　　孩子是每个家庭的希望，是祖国的未来，孩子是如此的可爱！然而，作为儿科医生，我们每天面对的不仅是生病的孩子、焦急的家长，更多的是活蹦乱跳的孩子、焦虑的家长，因为太多家长在诚恐诚惶的心态下养育着可爱的宝宝。

　　儿科，又称为"哑科"，因为大多数孩子很难描述或很难准确描述自己的生活起居和遇到或可能遇到的问题、不适、病痛，只能由家长代为描述，从而给儿科临床工作提出了更高的要求。儿科医生必须具备极强的洞察能力、专业能力、交流能力和表达能力。大家知道这几年关于儿科医生缺乏的报道也并不少见，大部分医院都存在"排队几小时，看病几分钟"的就诊现状，让家长苦不堪言……面对种种严峻的儿科医疗问题，作为儿科医生的我们，除了在临床看诊，还能做些什么呢？

　　做儿科医生的 30 余年，让我越来越意识到，一名成功的儿科医生，除了要快速准确地判断孩子的状况，还要及时发现问题并迅速解决，使生病的孩子尽快恢复健康。其实，治愈孩子的疾病不仅靠医生，更主要的是依靠家长。如何帮助家长了解科学的育儿知识，学习正确的养育知识，使家长在孩子生病时不焦虑、不恐慌、会应对，减少不必要的就诊次数和医学检验，是我在 2015 年创办"育学园"的初衷之一。非常可喜的是，在育学园这个大家庭中，出现了一批有着高尚的医学人文关怀精神、扎实的医学知识和育儿专业背景，以及在繁忙的临床工作之余还愿意投身儿童养育的健康科普事业的优秀的青年医生。孔令凯医生就是一名在育学园中冉冉升起的明星医生，是我们的骄傲。

孔医生曾对我说，他认为，做科普就是要有死磕精神！是的，唯有死磕，才能把自己认为最科学、最正确的医疗和养育观念传递给家长，才对得起家长的信任！我一直强调，儿科医生，要有使命感，要把每一位就诊的孩子当成自己的孩子，尊重他们！在这一点，孔医生做得很好，尤其是他当了爸爸以后，在诊疗的同时还会关注孩子和家长的心理需求，关注哪种治疗方式会被孩子、家长接受，关注如何能减轻生病孩子和家庭的痛苦，这些精神，都在他的科普文章中得到了充分体现。

"儿科医生"是一份光荣而伟大的职业，我很高兴有孔令凯这样的医生，在面对如此繁重的临床工作的同时，把自己宝贵的休息时间奉献给科普工作，也希望家长们给我们更多的反馈，让我们携手为了孩子们的健康一起努力！我们育学园的口号是"与宝宝一起长大！"

衷心希望每个孩子都能拥有健康、美好的生命！

崔玉涛

2019 年 4 月 16 日

自序

大家好，我是儿科医生孔令凯，儿科主治医师兼奶爸一枚。

在日常临床工作中，我发现短短的 30 分钟（是的，在我们育学园儿科诊所，每个宝宝的就诊时间是 30 分钟），最多只能给家长明确孩子是什么病、回家怎么处理，但是没有时间给家长讲清楚孩子为什么出现这个问题、每个家庭护理方法的原理是什么、接下来孩子可能出现什么情况，等等。这样家长就不能做到完全理解，回家就不能 100% 地执行医嘱，孩子病程中出现一点儿问题就不知道如何去做，于是孩子恢复起来就慢、受罪就多，最终有可能导致家长带着孩子多跑几次医院。

为了解决这个问题，我开始撰写科普文章，并把这些文章发表在我的微信公众号"儿科医生孔令凯"等平台上，力求把围绕孩子常见疾病的方方面面都涉及，例如孩子为什么会出现这些疾病、与疾病有关的症状说明了什么、每一项家庭护理的原因和操作要点是什么、孩子在病程中会有什么病情变化、出现病情变化后是在家处理还是到医院就诊，等等。希望能帮助家长在孩子生病时有文章可查，心里不慌，也不随便折腾孩子。

到目前为止，在这 4 年时间里，我的公众号已经积累了 100 多篇原创文章，每一篇都受到了业内同仁及家长的好评。如今，我们把公众号里面家长们最关注的感冒、发热等相关内容精选出来，并且加以修订和扩充，编辑成本书，方便大家查阅。但是大家知道，如果想把这些内容写得非常详细、全面，以及把最新的对孩子有益的医疗方式都告诉家长，所消耗的精力是非常大的，因为很多内容我们的医学专业教材几乎不涉及或者知识陈旧；有的内容只有大概，并没有介绍细节；甚至随着工作阅历的增加，我发现现行的一些治疗方式是不正确的。

怎么办呢？唯有死磕！这也是我在公众号每篇文章的开头都会提到的：本文的受众是具有死磕精神的儿科医生和具有钻研精神的家长。

作为我来说，是如何贯彻这种死磕精神的呢？

● 儿科学书本上没有的内容，从解剖学、生理学、病理学等基础学科里面查找原理。

● 有一些疾病不仅涉及一个系统的问题，例如研究上呼吸道感染性疾病时参考耳鼻喉科、皮肤科的专业书籍。

● 国内的书里面没有的内容，从国外的书如《尼尔森儿科学》《鲁道夫儿科学》中查找。

● 国外的书籍也没有涉及的，那就去翻阅权威医学杂志，去各国的儿科学会网站、卫生部门网站查找。

● 经常浏览最新的研究发现。

总之，我的原则就是只要有没弄清楚的问题就绝对不能罢休，所以，这几年科普做下来，我的头发少了许多，但只要想到能让小朋友少遭罪，也就值了。

之前我在写科普文章时，总是以如何能让生病孩子尽快康复为原则，很少关注孩子、家长是否能接受这种治疗方式，也不关注孩子和家长的心理需求。但是自从当了爸爸以后，看着宝宝是如此可爱和弱小，我的心都变得温暖了，也越来越关注每种治疗方式是否能被孩子和家长接受。毕竟即使是最好的治疗方式但是家长不愿意执行，或者孩子不接受、哭闹，家长看着心疼，家里搞得鸡飞狗跳的，大家心情都不好，也不利于孩子病情的恢复。

所以，在后来的文章中，我在确保知识点准确的基础上，都会兼顾这些问题，尽量让孩子生病时感觉舒服，提供家长和孩子能接受的治疗措施，尽量减轻生病孩子家庭的痛苦。另外，我认为撰写医学科普文章除了做到严谨以外，更要接地气，不能总是以美国儿科学会、世界卫生组织等的指南为依据，要结合中国的国情。

医学是发展的，具有不确定性。国外的指南也有错误的和滞后性，我们不能全盘接受。我们自己的指南，参考了国内的饮食、环境、生活方式、对孩子的照顾方法、抗生素的耐药情况等与国外不同的因素，有时反而更具有参考意义。这就导致我在写文章时，常常会将国内外指南作对比，分析为什么会不同，哪个正确或错误，纠结好久才能选择出恰当的内容推荐给家长，这个过程不知道要死多少脑细胞。

总之，希望我的这本书，我的科普文章，能给家长一点儿帮助，缓解一点儿孩子生病时的焦虑心态，能让孩子感觉舒服一些，我也就满足了。

孔令凯

2019 年 4 月

让孩子得到最适合的治疗

前一段时间我在公众号发了一篇文章——《一个儿科医生自己生病的 9 天》，读者看完后"炸锅"了。

大部分读者读完后说："哈哈，医生也会生病，也和我们一样难受！"也有一些读者认为："你天天说不让用抗生素，你自己怎么用上了啊？"

哈哈，读者的医学素养如此之高让我非常高兴。但是，不同的人看问题的角度不一样，见解也会不同。写这些文字，主要目的不是为了向大家解释我为什么如此治疗自己的疾病，而是为了说明我的医疗思维、医疗观，总结我自己这么多年医疗工作的经验。作为一个学习型医生，这些思考多少是有些意义的。希望大家根据我的思考，结合自身的实践，为自己和孩子选择最适合的医疗。

1. 西医是科学、中医是伪科学？

提到中西医，有人说西医是科学、中医是伪科学，真是这样吗？

我很赞同公众号"科学家种太阳"文章中的说法，应该抛开中医、西医的概念，使用传统医学和现代医学的观点。

之前的传统医学，无论是中医层面还是西医层面，我们都认为是不科学的。为什么？因为传统医学只是人们在求生存过程中形成的一种保命和维持健康的手段而已。在中医、西医形成的最初时期，由于人们对人体的认识不足（现在认识仍不够），导致治疗手段带有一些迷信、猜测的色彩，且未经过验证或者验证后发现是错误的。所以，传统医学形成后人类的平均寿命竟然比之前没有这些医疗条件的远古时代的祖先更短。

那为什么传统医学中的西医也不科学呢？因为大约在200年前，理发师就可以充当外科医生，经常剪完头发就去给患者截肢了；产科医生拒绝洗手，导致产妇的死亡率增高；人们认为放血可以治疗疾病。过去的这些做法，大家现在看是否觉得可笑呢？

而现代医学（主要是西医的疗法），采用各种试验，研究人体解剖、生理、各种治疗的机制以及药理（比如从青蒿中提取青蒿素），且得出的治疗措施是可以复制的、有标准可遵循的。某些中医的治疗手段，如果被证明是有效的且有理论支持的，也归于现代医学。

有人说，西医是头痛医头、脚痛医脚，这种观念是不合理的。目前的西医当然是整体思维，头痛可能是血压导致的，光治头没用；脚痛可能是风湿导致的，把脚砍掉也不会把病治好，所以现代西医是真正的找到发病原因，给予对症、对因治疗，是真正的系统治疗。

还有人说只要明确了诊断，西医的治疗方案都一样，不考虑人体的个体化差异，不像中医治疗会针对每个人开不同的方子。其实这也不对。现代西医治疗疾病时，大人、小孩用药量不一样，用药的种类、方式、途径也不同；外科疾病，因为病人的耐受程度不同选择的手术方式也不同；过敏的病人接受治疗时，有的需要避开过敏原就行，有的需要使用抗过敏药。这些都体现了西医治疗措施的个体化差异。只做到这些还不够，因为目前的西医仍然很落后，很多内容也没弄清楚，有可能200年后的人们进入基因编辑为主的疗法时，回顾现在的医疗方法，会觉得现在的医生都是"白痴"。但是，一代一代的医学相关人员一直在努力探索、创新，努力解开人体的奥秘，这是个非常伟大的事情。

我不完全否认中医，我只说事实，而事实是中医和其他国家的传统医学没有太多的差别，比如印度的传统医学，如果你不信那些，那也不要因为是咱们自己的传统，就盲从中医。

因为我没有受过系统的中医教育，对其理论不清楚，所以我不能对中医妄加评论，这样是不公平的，也是不专业的。但当西医和中医摆在我的面前时，我会首选研究更明确、理论更清楚的治疗方式。

回到之前网友对我的质疑，我建议有些完全没有益处且副作用大的药物，坚决不要使用；有益处也有坏处的药物，根据实际情况进行权衡使用，这里的药物不仅包括中药，还有很多西药，我在本书相应的文章中会有所介绍。有人会问，你为什么服用念慈庵枇杷膏呢？因为我服用后嗓子会感觉很舒服，而且根据我目前的知识储备，成人服用这种药并不会有严重的副作用。

其实这就像现代西医谈论感冒、咳嗽时喝点蜂蜜、鸡汤有效果一样，虽然机制尚不清楚，但是临床观察发现确实有效果，于是就推荐了，道理是一样的。

在疾病治疗中，没有"1就是1、2就是2"这么绝对的治疗方式，你可以较真，但不代表教条，不能完全照搬书本内容，应根据病人的实际情况，使用目前被证明最有益的治疗方案，才是真的为病人着想。

另外，当前建立在循证医学基础之上的治疗指南书，几年后随着研究的深入，有可能发现是错误的，那到底用不用呢？具体见下条。

2. 循证医学观

现在大家都讲循证医学，这个绝对是正确的。循证医学基于目前的医学证据，经过数据分析，得出一种治疗是有效还是无效的结论。医生在临床工作中，就会按照有效的方法进行治疗，避开无效的治疗方法。

严格按照循证医学的指导进行医疗操作，大多数情况下是没错的。但是，我们也要认识到循证医学的局限性，那就是随着医学的发展，你目前遵循的证据，后来发现可能是错误的。所以，循证医学里面的最高等级——系统综述或者Meta分析会几年修改一次，甚至一年修改一次，这在医学界很常见，目的是去掉错误的内容、添加新的指导。

另外，大家知道目前医学界进行学术研究时，都会进行统计学数据分析。可以说，统计分析是循证医学的基础，而我们用的统计学理论，有些是 100 年前就建立并逐渐发展起来的，这些理论方法到底有没有问题、是不是精确、能不能说明医学上的问题，也是目前一些统计学家正在研究的内容。万一真的明确了部分统计分析方法有问题，那医学治疗手段上会有很大一批需要改正的。

对于大部分医生来说，能及时地学习各种最新的循证内容并用于实践就不错了，但这还不足以指导临床。一份循证医学的指南或文章，你不能照搬，你要能看到其中的精华，看到其中符合国情的内容，看到其中不合理的地方，结合你的临床经验进行验证并推广其精华，要具体落实到病人身上，让更多的病人受益。这才是负责任的医生们应该追求的境界，也是现代循证医学要求的。

所以，同行之间遇到不同观点，不要一上来先批判一顿，要先思考，先论证，如果别人的观点确实有误，那就把你认为正确的观点分享出来；被批判的一方也不要觉得丢人，没有人不会犯错。总之，我在这里很欢迎大家给出不同的意见，这样我也能学习和提升自己，我从来不认为自己是全对的。我喜欢叫咱们的读者就叫读者，不喜欢叫"粉丝"，更不喜欢"盲从粉"，所以大家不要认为自己是我的粉丝，作为读者就行了，咱们的地位是平等的。你说的对，我改正；你说的不对，我教你。

3. 关于医学指南

医学指南是集合专业内比较牛的医生们，根据现阶段最好的研究证据，给出的某个疾病的治疗指导，也是定期更新的，是医生在治疗中重要的参考依据。

现在的医生，看指南也有"鄙视链"。看最新指南的，看不起看老指南的；看英文指南的，看不起看中文指南的；看指南的，看不起看课本的。还有些人，把指南当成"夜壶"——当指南对自己有利时，就拿出来宣扬一番；自己认同哪国的指南，就宣扬哪国的，其他国家或者机构的，就故意不说；如果指南不利于自己的观点，就扔一边，说要以临床为重。

所以，指南都被"玩"坏了。

那如何用好指南呢？其实和循证医学一样，不要教条地照搬，而是要选择符合自己地区的、经过临床验证发现对的加以使用。另外，不要认为美国的指南就一定比中国的指南更好，咱们中国的专家们水平都很高，也会参与一些指南的制订。

还是那句话，医生在诊疗时，要参考各大指南，结合自己的临床经验和病人的实际情况，选出最适合的、最对的治疗方式才是正确的。

4. 什么是最合适的医疗？

我们当然都希望获得最好的医疗，但是由于各种原因受限，不一定能获得。普通老百姓，更是不可能一生病就去专业排名第一的医院、找医术排名第一的医生治疗。因为这期间花费的成本太高了，有可能会抵消治疗的效果。所以，选择适合的医疗，才是咱们需要实现的、才是好的。

什么是适合的医疗呢？在自己最信任的医生的治疗下，结合自己的经济条件，选择自己也能接受的益处大于风险的医疗方式，就是最好的、最适合的医疗。

选择自己信任的医生，这些医生应该是有经验的、爱学习最新知识的、真正为病人着想的医生。

经济条件也是医疗要考虑的重要因素，就像有人会问我是否要去香港接种疫苗一样，如果能在旅途中让孩子特别舒服、时间宽裕、经济允许，那就去吧；如果匆匆忙忙地去一趟，孩子累得要命，那就不值得了。

什么是自己能接受的医疗方式？一种医疗方式再新、再科学，但如果患者不认同、不理解、不能接受和执行，那也没有效果。所以，医生要将适合患者的医疗措施清晰明白地讲给患者，让患者接受；如果实在不接受，可以按照患者的意愿调整治疗方案。

如果能达到以上的条件，那就是最好、最适合的医疗了。

目 录
CONTENTS

Part ④ 流鼻涕 & 鼻腔清理 /213

Chapter 11 学会观察宝宝的鼻涕 /215

Part 1
当感冒来敲门

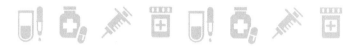

　　看到宝宝打喷嚏、流鼻涕、咳嗽、嗓子痛，父母的第一反应肯定是："宝宝感冒了！"感冒可能是生活中最常见的疾病了，基本上每个孩子都患过感冒，有些孩子甚至一年感冒好几次。感冒虽然不是大病，大多数时候治疗也很简单，但鼻塞、咳嗽、发热等症状会影响宝宝的呼吸和进食，年龄小的宝宝常因为咳嗽引起呕吐和睡眠不安，让家长既揪心又疲惫。

　　另外，感冒是病毒感染还是细菌感染引起的？是否需要进行血常规检查？是否需要使用抗生素？感冒是否会发展为肺炎？止咳药能不能用？孩子经常感冒是因为免疫力低吗？这些问题也让家长们十分困惑。这一章，咱们就好好讲一讲感冒。

Chapter 1

什么是感冒，你真的知道吗？

"宝宝打了好几个喷嚏，肯定是感冒了。""宝宝流鼻涕了，一定是感冒了。"我们总挂在嘴边说的"感冒"，到底是什么呢？

什么是感冒？

目前，临床医学将感冒定义为上呼吸道感染。上呼吸道是指从鼻子开始到喉以上（包括喉）的部位，包括鼻腔、鼻窦、扁桃体、咽部、喉部（图1-1）。这些部位的感染通常不是孤立存在的，而是先后或同时

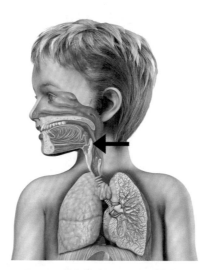

图1-1 黑色箭头以上为上呼吸道

发生的，如鼻炎和扁桃体炎，所以当感染不是很严重的时候，医生会统称为上呼吸道感染（俗称感冒）；如果局部感染很严重，并且病原非常明确，就会单独列为某种疾病，如鼻炎、细菌性鼻窦炎、咽炎、喉炎、扁桃体炎等。

细菌和病毒是引起上呼吸道感染最主要的两种病原。细菌导致的上呼吸道感染，称为细菌性上呼吸道感染（俗称细菌性感冒）；病毒（鼻病毒、呼吸道合胞病毒等）导致的上呼吸道感染，称为病毒性上呼吸道感染（俗称病毒性感冒）。除了细菌和病毒，其他病原如支原体等也会引起上呼吸道感染，只是发生比例比较小（支原体引起的上呼吸道感染我们将在下文详细介绍）。

大多数感冒是由普通病毒感染引起的，而且这类感冒一般症状较轻，所以又称普通感冒，但有一种情况例外，即流感病毒导致的感冒，传染性非常强，症状也更严重，所以临床上把其单列出来，称为流行性感冒（简称流感）。看到这里大家可能感觉有些晕，这种感冒、那种感冒，太复杂了，记不住！别着急，下面这张示意图可以帮助大家记忆。

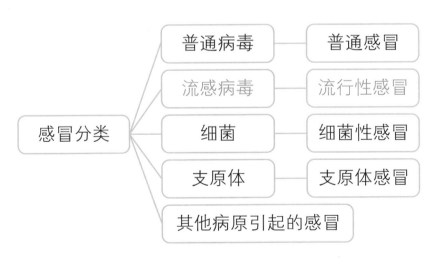

图 1-2　感冒分类示意图
（注释：临床上一般不会称支原体感冒，此处是为了让大家更好地理解）

孔大夫说

带你认识细菌、病毒和支原体

细菌和病毒都是微生物，可以侵入人体，使人生病。

细菌进入人体后，通过分裂的方式繁殖，并且会产生毒素，导致细胞死亡，使人生病。细菌是人类感染性疾病的重要病原，它们进入人体后，人体的免疫系统会识别并清除它们。所以，轻度感染时，人体只会有轻微的症状，并能很快痊愈。但是，如果细菌数量太多、繁殖能力太强或者产生的毒素毒性太强，免疫系统控制不了，就会导致病情加重，出现比较严重的感染，这时就需要抗生素帮忙消灭细菌了。

细菌也不都是坏东西，有很多是对人体有帮助的，如人们常吃的酸奶就是牛奶加入乳酸菌发酵制成的；人类肠道中的很多细菌，能促进消化并帮助人体产生维生素，是人体不可缺少的。而且，肠道内细菌的数量远远超过人体细胞的总数量，这很让人惊讶吧？

病毒是比细菌小得多的一种微生物。病毒进入人体后，在人体细胞内通过复制的方式增殖。病毒不产生毒素，但其在细胞内复制时，会消耗大量的能量和物质，导致细胞严重受损，从而影响其功能。而且病毒从细胞内释放出来时，会破坏细胞膜，细胞就死亡了。

人类的免疫系统能识别并消灭病毒。一般情况下，免疫系统都会取得胜利。所以，病毒感染一般不需要用药物治疗。但是有些病毒特别厉害，如导致严重急性呼吸综合征（SARS）的冠状病毒、导致艾滋病的人类免疫缺陷病毒（HIV）等，感染了这些病毒，需要进行长期的治疗。

孔大夫说

虽然地球上的病毒种类和数量非常多，据说比其他所有生物加起来还要多很多倍，但是导致人生病的只是其中极少的一部分，所以大家不要害怕。

另外，很多病毒对人是有帮助的，如有些病毒可以攻击并消灭细菌，一些耐药性特别强的细菌，可以用病毒杀死。也许以后就不需要用抗生素对抗细菌，而是用病毒了。

支原体是一类没有细胞壁，到目前为止能在无生命培养基上生长繁殖的最小的原核细胞微生物，比细菌小，比病毒大。支原体没有细胞壁，所以就没有最外面的束缚，从而形状多变。其通过顶端结构黏附在细胞的表面，抵抗纤毛的清除和吞噬细胞的吞噬，同时产生细胞毒作用，导致细胞损伤。

另外，支原体能刺激人体的免疫系统产生过度反应，导致呼吸道、肺部炎症性损伤，引起感冒、肺炎等。

大部分情况下，这种炎症性损伤比较轻，并且身体免疫系统能消灭支原体，所以，感染后是自愈性疾病，但严重时需要使用药物帮助消灭支原体。目前对于儿童而言，阿奇霉素治疗支原体感染效果仍然不错，家长们不用过于担心。

感冒有哪些典型症状？

通过阅读前面的内容大家已经知道，上呼吸道中的鼻腔、鼻窦、扁桃体、咽部、喉部等部位的感染，如果不是很严重，医生会统称为感冒，那这些部位的感染有哪些典型症状呢？

典型症状 1：鼻塞、流鼻涕

感冒基本都有鼻塞和流鼻涕的症状，因为各种病原一般会首先从鼻腔进入人体，在鼻腔处大肆繁殖。鼻腔肯定不愿意啊："凭什么欺负我？我得反抗！把你们这些坏东西赶走！"怎么把坏东西赶走呢？鼻黏膜先肿胀起来，不断产生鼻涕，靠鼻涕把病原冲走！鼻黏膜肿胀会引起鼻塞，鼻涕增多堵住鼻腔也会导致鼻塞。

典型症状 2：咳嗽

病原不仅会侵犯鼻腔，还会侵犯咽、喉等部位。鼻腔至咽喉处有炎症时，会刺激这些部位的咳嗽感受器，引起咳嗽，而且身体也不是善茬儿，被侵犯的部位会团结起来反击：全都肿胀起来，分泌炎性介质和黏液杀灭和包裹病原。咽喉分泌的黏液和鼻腔分泌的鼻涕也会刺激咽喉，以咳嗽的方式把鼻涕咳出去。大家想想自己咽喉不适、发痒的时候，是不是会不由自主地咳嗽呢？道理是一样的。

典型症状 3：发热

病原入侵人体时，小打小闹大脑是不会理会的，这是病情较轻的孩子只是流鼻涕、咳嗽而不发热的原因。但是，如果病原大量繁殖、复制，数量多起来了，大脑就会重视了——必须控制这种情况！怎么办？使体温升高。"你们不是喜欢 37℃ 的温度吗？我把体温升到 39℃ 甚至 40℃，拼着自己不舒服也得限制你们复制、繁殖。"之后，免疫系统会派出各种士兵去剿灭病原。

至于哪些情况是小打小闹、哪些是严重的问题，大脑有自己的评判标准，不是我们觉得病情重、流鼻涕、咳嗽难受就会发热；也不是我们觉得没什么事儿，一点儿鼻涕都不流就不发热。流鼻涕、咳嗽和发热并不一定同步。

以上是感冒最常见的症状，还有些孩子感冒时会有咽喉痛、耳朵不舒服、头痛、想睡觉、食欲差、心烦的表现。

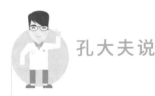

孔大夫说

什么是咳嗽感受器？

咳嗽是控制呼吸的肌肉和腹肌在大脑的调节下快速收缩，将呼吸道的分泌物或异物猛烈排出的过程。大家可以咳嗽一声，自己感觉一下，咳嗽时腹部是否会猛地向内收一下。

人一般在什么时候咳嗽呢？当呼吸道内分泌物增多或者有异物刺激这些部位、影响呼吸功能的时候，人才会咳嗽，其他时候是不咳嗽的。

那么大脑是如何知道有以上问题的呢？这就得依靠这些部位的感受器，它们能感知不正常的情况，然后通过传入神经告诉大脑，大脑才会发出咳嗽的指令。

因为这些感受器能感知与咳嗽有关的刺激，所以称为咳嗽感受器。这些感受器位于喉、气管、支气管黏膜，以喉和气管分叉处最为敏感，这也是为什么人感冒了容易喉咙痒、想咳嗽清清嗓子的原因。

有些家长会问，为什么有的孩子感冒时间长、症状明显，有的仅流了几天鼻涕就没事了呢？这与病原的数量、毒力和感染的范围、孩子的抵抗力等有关。如果病原毒力强、繁殖快，孩子的症状就严重，如发热峰值高、持续时间长，孩子会特别难受。如果病原只侵犯到鼻腔就被限制住了，那就只表现为流鼻涕，两三天就痊愈了。有的时候，病原会继续向下侵犯咽喉，使孩子出现咽喉痛、咳嗽等症状；同样的道理，病原侵犯到耳朵会引起耳朵痛。感冒为什么会牵连到耳朵呢？因为耳朵和鼻腔之间有咽鼓管相通。为什么婴幼儿容易出现这种问题，而成人较少出现呢？这是因为，相比于成人，儿童的咽鼓管比较平（图1-3），侵入鼻腔的病原更容易进入耳朵。

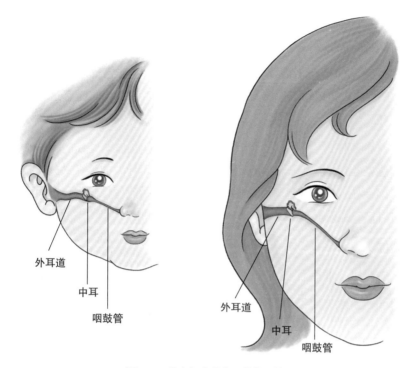

外耳道

中耳

咽鼓管

外耳道

中耳

咽鼓管

图 1-3　儿童相比成人咽鼓管比较平

忙碌爸妈速记指南

- 感冒临床上称为上呼吸道感染，鼻炎、咽炎、扁桃体炎症状较轻时可以统称为感冒。
- 细菌、病毒、衣原体等均能引起感冒。
- 感冒最常见的症状是鼻塞、流鼻涕、咳嗽、发热，有些孩子还会有咽喉痛、头痛、烦躁、食欲差等表现。

如何区分病毒性感冒和细菌性感冒？

如今，家长们都很关注抗生素的使用和过度治疗的问题，都知道病毒性感冒的治疗不需要使用抗生素。所以，宝宝感冒了很多家长会问："我家宝宝是病毒性感冒还是细菌性感冒？"家长们能有这种意识非常好。

首先要告诉大家的是，儿童感冒 90% 是病毒感染导致的、10% 是细菌感染导致的。前面我们已经讲过，病毒感染导致的感冒又分为普通病毒感染导致的普通感冒和流感病毒感染导致的流行性感冒。下面我们就讲讲这三类感冒的区别。

如何区分普通感冒和细菌性感冒？

先讲讲普通感冒和细菌性感冒的区别。很多家长会说："流清鼻涕是普通感冒，流黄鼻涕、绿鼻涕就是细菌性感冒。"其实不然。只看鼻涕的颜色和性状并不能准确区分普通感冒和细菌性感冒，要综合考虑两类感冒的症状和病程，特别是发热的情况。

■ 普通感冒的症状和病程

普通感冒症状通常较轻，有的流几天鼻涕就自愈了，没有其他症状，有的会出现发热等症状。一般情况下，发热持续两三天，之后体温会逐渐恢复正常。发热时孩子状态不好，不发热的时候玩得很好。

这种感冒开始时大多是流清鼻涕，2～3 天后转为黄鼻涕。如果有发热的症状，清鼻涕转为黄鼻涕的同时，发热的症状会逐渐减轻，然后黄鼻涕会转为清鼻涕。

孩子刚开始可能不咳嗽，等清鼻涕转为黄鼻涕、发热症状减轻时开始咳嗽，咳嗽会持续 1～2 周。这是因为咽喉黏膜是引发咳嗽最敏感的部位，而引起普通感冒的大部分病原是从鼻腔进入人体的，当然会先攻击鼻黏膜，然后再攻击咽喉黏膜。所以，流鼻涕的症状出现一段时间之后才会出现咳嗽的症状。

当然，有时病原也会先从口入，攻击咽喉黏膜引起咳嗽，之后才有鼻涕产生，这种情况也不少见。

无论是细菌感染还是病毒感染，白细胞都会大量聚集在感染部位（数量可能比平时增加 100 倍）。白细胞和病原战斗后，病原残片和白细胞被排入鼻涕中。白细胞的聚集可能导致鼻涕呈现黄色，而白细胞内的酶反应后（杀灭病原）则使鼻涕呈现绿色。所以，出现黄鼻涕和绿鼻涕并不代表病情加重了，更不代表是细菌感染。家长不要一看孩子有黄色或绿色的鼻涕认为是细菌感染，马上给孩子吃抗生素。如果孩子精神状态良好、吃喝正常、没有发热，提示是病毒感染导致的普通感冒，可以先在家观察。

■ 细菌性感冒的症状和病程

与普通感冒相比，细菌性感冒一般病情比较重，发热比较常见，而且持续时间长，不使用抗生素病情可能会逐渐加重。孩子开始时流清鼻涕，然后也会转为黄鼻涕，但此时体温不是逐渐下降，而是逐渐升高，这是和普通感冒区别较大的地方。另外，不发热的时候孩子的状态也可能不太好，没精神，食欲差，不愿意玩耍。

⤷⤷ 忙碌爸妈速记指南 ⤶⤶

- 儿童感冒 90% 是病毒性感冒，其中大部分是由普通病毒感染引起的普通感冒，一小部分是流感病毒引起的流行性感冒。
- 普通感冒一般症状较轻，如果发热一般 2～3 天能自行好转。鼻涕从清鼻涕转为黄鼻涕时，发热一般就开始减轻了。
- 细菌性感冒比普通感冒病情重，发热会逐渐加重。出现黄鼻涕时，发热不仅没有好转而是更严重了。

家长可能会问，为什么会有这种区别呢？很简单啊，因为发热的目的是限制病毒的复制和细菌的繁殖。普通感冒，出现黄色、绿色鼻涕时体内的病毒大部分已经被杀死了，剩下那点儿掀不起大风大浪了，所以身体就不需要再通过发热限制病毒了；而细菌性感冒出现黄色、绿色鼻涕时，中性粒细胞还在卖力地消灭细菌呢，此时体内细菌还很多，身体还需要通过发热，而且是频繁地发热，限制细菌的繁殖。

如何区分普通感冒和流行性感冒？

前面讲过，病毒感染导致的感冒分两种：一种是普通感冒，另一种是流行性感冒（简称流感）。虽然流感也是病毒引起的，但是因为非常容易导致大面积流行并且病情很重，所以从病毒性感冒中单列出来。普通感冒的症状，大家基本都了解了，那么流感有哪些症状呢？患者的年龄不同，流感的症状会有些差异。

■ 3 岁以下宝宝患流感的症状和病程

如果在流感高发季节（北方地区每年 11 月份左右开始，到次年的 3 月份流行，1 ～ 2 月份是高峰；南方地区除了以上月份，在 6 ～ 8 月份也会有个流行期），3 岁以下的宝宝突然发热，而且体温一下子飙升到 39℃或 40℃，开始发热时可能还会有觉得冷、发抖（寒战）等表现，发热时明显打蔫（不发热的时候精神还不错，该玩玩、该闹闹）；发病后最初的 1 ～ 2 天没有流鼻涕、咳嗽等上呼吸道症状，但嘴唇会因为发热变得干燥。如果宝宝有以上表现，基本上就可以判断是患流感了。

 孔大夫提醒

成人患流感

成年人如果出现骤然发热、肌肉酸痛、头痛、浑身不舒服等表现，提示是流感的症状。

这个年龄段的宝宝如果患了流感，也是突然发热，体温很快就飙升到 39℃ 或 40℃，开始发热时也有畏寒的表现。患儿可能会觉得浑身不舒服，如感觉乏力、肌肉酸痛、嗓子痛、肚子痛等。有时不发热的时候也有不适感，并且患病后最初的 1 ～ 2 天没有上呼吸道症状，之后咳嗽可能会加重。

无论儿童还是成人，如果发热和流鼻涕、咳嗽等症状几乎同时出现，发热时体温是慢慢上升的，提示普通感冒的可能性更大些。

一般而言，流感发热会持续 3 ～ 5 天，严重者会持续 2 周。

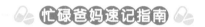

⚘ 忙碌爸妈速记指南 ⚘

- 流感是特殊的病毒性感冒，极易大面积传播，并且病情较重，可能导致严重的并发症。
- 孩子患流感时，体温可骤然升到 39℃ 或 40℃，年龄大一些的孩子还有乏力、肌肉酸痛等感觉。
- 孩子患流感时，流鼻涕、鼻塞等呼吸道症状不明显。

孩子发热咳嗽，70% 是呼吸道合胞病毒惹的祸

秋末冬初是孩子发热、咳喘的高发季节，儿科医生常常忙得中午都吃不上饭。导致以上情况的罪魁祸首是呼吸道合胞病毒（英文缩写为 RSV），在北方地区，每年的 10 月份开始，有发热、咳嗽、喘息症状的小朋友（注意，以上症状有一个就行，不是必须都包含），70% 是呼吸道合胞病毒感染。秋冬季节，在威慑群雄的流感病毒还未驾临的时候，随着天气渐冷，这种病毒的感染率会越来越高。

呼吸道合胞病毒是肺炎病毒属的成员,因为其和呼吸道感染有关,并能融合感染的细胞,所以称为呼吸道合胞病毒。

在世界范围内,每年约有 6400 万儿童感染呼吸道合胞病毒,是 5 岁以下儿童喘息性呼吸道感染最常见的病原,22% 左右的婴幼儿下呼吸道感染(肺炎、毛细支气管炎等)是呼吸道合胞病毒导致的,我国的发病率与之相似。美国疾病预防控制中心(CDC)更是提示基本上所有孩子在 2 岁前都感染过呼吸道合胞病毒。

呼吸道合胞病毒每年都会暴发流行,北方地区,每年 11 月至来年 4 月是呼吸道合胞病毒暴发流行期,1 月和 2 月是高峰期;南方地区,一年四季都有该病毒感染,夏季发病率会更高些,可能和夏季降雨多有关。在流行期,要注意做好预防。

呼吸道合胞病毒每年都会暴发流行的原因主要有以下几点:

● 病毒有 A、B 两个亚型,每个亚型根据基因型又分为不同的病毒株。每年两个亚型大多同时流行,并且每年的优势病毒株不停轮换,所以防不胜防。

● 到目前为止还没有研发出针对该病毒的疫苗,不能形成大面积的免疫防范。

● 儿童抵抗力弱,容易感染,并且感染一次后还可能会重复感染。

儿童感染了呼吸道合胞病毒,表现多种多样,主要有以下几点:

● 病毒是从鼻腔进入体内的,所以首先主要表现为流鼻涕。

● 随后病毒继续向下侵袭,会刺激咽喉部,患儿在 1 ~ 3 天开始咳嗽。

● 出现咳嗽的同时，免疫系统反应过来，人体开始发热，目的是减少病毒复制。

● 病毒很快向下侵袭，损伤细支气管、肺泡，导致呼吸急促、喘息。

如果孩子出现以上症状，建议请医生评估一下。

小婴儿免疫力弱，感染容易累及肺部，导致喘息、发热等表现；大孩子比小宝宝强壮一些，并且感染的次数多了，会有一定的抵抗力了，大多只有咳嗽、发热的表现，没有喘息的表现。

多数情况下，在一个流行季节期间孩子一般感染一次，但是有些孩子确实会感染两次。这是因为虽然感染后能产生抗体（抗体是身体产生用来消灭病原的物质），但是因为两种亚型之间的抗体缺乏交叉保护性，孩子又感染了不同类型的病毒也会发病；另外就是即使产生了抗体，也不能产生完全的保护作用，也可能再次感染相同类型的病毒。

传染性强吗？

病毒通过飞沫和接触传播，感染了病毒之后就有传染性了，且传染性较强。患儿打喷嚏、亲吻别的小朋友，患儿咬过的、摸过的玩具被别的小朋友咬、玩，患儿咬完手去摸别的小朋友，都会造成病毒的传播。所以，有患儿的家庭要做好隔离工作。

一般排毒期大约一周，但是低龄的小宝宝的排毒期可能长达一个月。

如何知道是否感染了这种病毒？

孩子有发热、咳嗽或者喘息的症状，就能确诊是呼吸道合胞病毒感染了吗？当然还不够，流感病毒、腺病毒、鼻病毒、副流感病毒，还有一些细菌都会导致这些症状。想要明确诊断，可以检测孩子的鼻腔分泌物（鼻涕），如果在里面找到了病毒抗原，结合患儿的表现就能确诊。

检查方法（图1-4）很简单，使用鼻拭子（长得像一根细长的棉签）在孩子鼻腔里蘸几下（会有点儿不舒服），送检后大约30分钟出结果，方便有效。这种方法除了能检测呼吸道合胞病毒外，还能同时检测流感病毒（A+B）、腺病毒、肺炎支原体这4种常见的呼吸道感染原。这样既能做好鉴别诊断，也能减少孩子取鼻涕的次数，更容易让孩子接受。

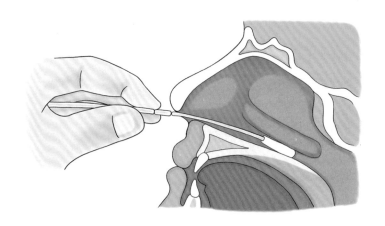

图1-4　鼻拭子检查方法示意图

利巴韦林能杀死病毒吗？

如果孩子症状很明显，咳嗽、发热，呼吸时喘息，很难受，并且检查也明确了是呼吸道合胞病毒感染，家长会认为应迅速用抗病毒药如利巴韦林（病毒唑）把病毒杀死。当你提出这种"合理"要求时，医生的正确反应是不要使用。

因为呼吸道合胞病毒感染是自限性疾病，即不治疗身体也会将其清除干净，没有必要使用抗病毒药物。除非孩子有免疫缺陷，无法自己清除病毒；或者患有非常严重的呼吸道合胞病毒感染，需要使用呼吸机辅助呼吸，那只能试一试抗病毒药物，比如利巴韦林。

利巴韦林喷雾制剂适用于呼吸道合胞病毒引起的重症下呼吸道感染（注意：不是普通的上呼吸道感染），但目前没有详细的研究资料或可靠的参考文献证明儿童用药的治疗效果。关于此药的详细介绍可参见本书第90页"利巴韦林：被滥用的万能神药"。

如何对症治疗?

孩子发热、咳嗽、喘息，这么难受就不管了吗？当然不是，咱们必须做些处理让孩子舒服一些。

■ 发热的对症处理

孩子发热了，可以使用退热药。具体方法如下：如果孩子体温超过39℃；或者没有这么高，但是孩子感觉不舒服，可以使用布洛芬或者对乙酰氨基酚退热。用药时注意用药间隔和用量，不要超剂量使用。具体用法可以参见本书第154页"Chapter 6　退热首选退热药"。

另外，关于物理降温的方法，现在不是很推荐了。孩子在体温上升期，正是他感觉手脚发冷的时候，是不能使用物理降温的，因为这时孩子感觉是冷的，物理降温会让孩子很不舒服，并且即使体温会向下降一点儿，过一会儿还得升上去，没什么效果。如果确实要做点什么的话，那就等孩子开始出汗并且要求洗澡的时候洗个温水澡吧，这样做孩子会感觉舒服一些。

■ 咳嗽、喘息的对症处理

孩子咳嗽、喘息，很难受，可以给孩子做雾化治疗（由医生指导），缓解不适感。虽然这么做可能不会缩短病程，但会让孩子感觉很舒服。

虽然国外的指南说不建议使用雾化治疗，但我觉得能让孩子舒服、让家长安心的治疗，就是好的治疗。任何指南都有局限性，现在正确，过几年可能就修改了。

如果经过以上治疗，孩子喘息、发热有逐渐好转的趋势，且医生认为孩子可以在家治疗那就继续在家处理，平静地等待病程结束。不要太着急，大部分呼吸道合胞病毒感染会在 1 ～ 2 周内痊愈。

如何在流行季节做好预防？

儿童和老年人是最容易感染呼吸道合胞病毒的，如何能在流行季节做好预防、避免感染呢？

● 小婴儿至少母乳喂养到 6 月龄，喂养到 1 岁更好，想喂养到 2 岁也推荐。因为母乳中的 IgA 对孩子有保护作用，能降低呼吸道疾病的发生。

● 家庭成员不要抽烟。有些研究发现，父母吸烟或家庭中有吸烟者的儿童严重呼吸道合胞病毒感染导致的住院率是不抽烟家庭儿童的 2.53 倍。大家要注意，不仅不能在孩子面前抽烟，孩子不在家也不能抽烟，因为烟雾沉积在沙发、床上，依然能持续对孩子产生影响，并且能持续多年。

● 不要亲吻孩子，不要对着孩子打喷嚏，打喷嚏时用纸巾捂住或者用肘部捂住。

● 做好手的卫生，坚持用 7 步洗手法（图 1-5）洗手。每次肥皂水洗手坚持 20 秒，洗掉手上接触的病原。

7 步洗手法具体操作如下：

第 1 步：洗手掌（内），用流水湿润双手，涂抹洗手液或肥皂（必要时用），掌心相对，手指并拢相互揉搓。

第 2 步：洗手背侧指缝（外），手心对手背沿指缝揉搓，洗完一只手换另一只手。

第 3 步：洗掌侧指缝（夹），双手掌心相对，双手交叉沿指缝相互揉搓。

第 4 步：洗手指背（弓），弯曲双手各手指关节，把指背放在另一手掌心旋转揉搓，洗完一只手换另一只手。

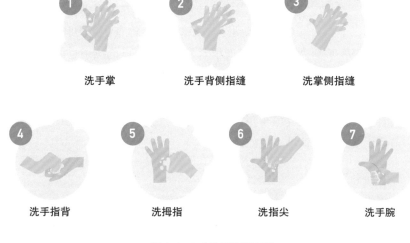

洗手掌　　　　　洗手背侧指缝　　　　洗掌侧指缝

洗手指背　　　　洗拇指　　　　洗指尖　　　　洗手腕

图1-5　7步洗手法示意图

第5步：洗拇指（大），一手握另一手大拇指旋转揉搓，洗完一只手换另一只手。

第6步：洗指尖（立），手指并拢关节弯曲，把指尖在另一手掌心旋转揉搓，洗完一只手换另一只手。

第7步：洗手腕（丸），一只手揉搓另一只手的手腕部，洗完一只手换另一只手。

上面的步骤可以通过谐音记忆为"内外夹攻（弓）大力（立）丸（腕）"。

● 冬天不要带孩子去人群拥挤的地方玩耍。

● 每日建议开窗通风2次，每次15～30分钟，降低室内病毒量。当然在雾霾天就别开窗通风了。另外，室内湿度建议在50%～60%，这个湿度能使病毒都沉降到地面上，减少孩子的吸入。

● 万一孩子生病了，不要出去传染别的小朋友。

肺炎支原体：引发感冒的另类病原

有的孩子因为发热、咳嗽到医院就诊，医生检查诊断为肺炎支原体感染。家长一听到"肺炎"二字就很紧张，以为自己的孩子是得了肺炎。肺炎支原体感染确实会导致肺炎，但更多时候是导致其他呼吸道问题，如上呼吸道感染（感冒、鼻咽炎、扁桃体炎），也会有下呼吸道感染，如气管炎、支气管炎（气管炎、支气管炎的发生率是肺炎的 20 倍）。这一节我们就来谈一谈肺炎支原体。

引发感冒的病原为什么叫肺炎支原体？

看了上一段文字，有的家长可能会问："既然感染后更多的时候是导致其他呼吸道问题，为什么叫肺炎支原体，而不是叫呼吸道支原体呢？"这很好解释，因为肺炎支原体导致的呼吸道感染是自限性疾病（就是自己能好），感冒之类的问题很快就自愈了，自然不会去检查病原，但是发展到肺炎的程度基本上很难自愈，这时才去检查病原，发现是支原体感染，于是称为肺炎支原体。

肺炎支原体被吸入后，首先进入鼻腔、咽喉等上呼吸道，黏附于其上皮细胞表面，能抵抗黏膜纤毛的清除，通过直接毒性作用和免疫损害导致上呼吸道感染，出现发热、咳嗽、咽部发红疼痛和流鼻涕、打喷嚏等症状。一般情况下，病原不向下呼吸道侵袭，1～2 周后就能自行恢复了。

如果感染加重，就会沿着呼吸道继续向下发展，导致支气管炎、毛细支气管炎、肺炎等问题。这时孩子发热、咳嗽更加严重，咳嗽是阵发性的。随着病程进展，咳嗽可能在夜间更严重，影响睡眠（总是咳醒），也可能会影响白天的进食（一吃东西就咳吐）。

如果不治疗，大部分孩子发热可能会持续 7～10 天，咳嗽可能会持续 2～4 周，之后症状逐渐减轻，不治疗也能自己痊愈。

但是，家长一般接受不了孩子生病持续这么长时间，会带孩子看医生。医生一般会对孩子进行治疗，用药后基本 3～5 天发热就减轻了，咳嗽也会减轻，但是还会持续 1～2 周。

如果规律用药 7 天后，发热仍然没有好转，那就是难治性的肺炎支原体肺炎了，目前这种肺炎也不少见，但是难治不代表重症。如果孩子肺炎症状特别重，例如无法正常呼吸，需要呼吸机等治疗，那是重症的；而难治性的只是治疗的效果不佳，病情没有重症那么重。

年龄大的孩子更容易感染肺炎支原体吗？

以前认为，越是年龄大的孩子，越容易感染肺炎支原体，并表现出明显的发热、咳嗽等症状，而且被感染后 5 岁以下的孩子发生肺炎支原体肺炎的比较少：在肺炎患儿中，肺炎支原体致病的，2 岁以下的占 2%，2 ~ 4 岁的占 5%，5 ~ 9 岁的占 16%，10 岁以上的占 23%。现在看情况并非如此。

有研究提示，对 0 ~ 4 岁的儿童进行检查，肺炎支原体的感染率高达 28.8%。5 岁以下的肺炎患儿，肺炎支原体的致病率也不低，有时能占到住院肺炎患儿的 50% 以上。之前结论的得出可能是因为：年龄大的孩子更容易表现出发热、咳嗽等症状，从而检查做得多，确诊得比较多；而小宝宝症状轻，自己就好了，没有检查并确诊。

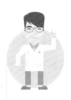 孔大夫说

孩子没接触病人怎么感染肺炎支原体了？

肺炎支原体感染的潜伏期比较长。孩子吸入了含有支原体的呼吸道飞沫后，支原体在体内有 3 周左右的孵化期（数量增加），也就是咱们说的潜伏期，之后才表现出症状。所以，孩子这次生病可能是 2 ~ 3 周前接触病人的呼吸道分泌物（比如咳嗽、鼻涕等）引起的。为什么潜伏期这么长呢？可能是因为这种病原体积小、通过分裂增殖比较慢、致病力弱的原因吧。

所以，准确的表述应该是：年龄大的孩子和年龄小的孩子都会感染肺炎支原体，但是年龄大的孩子症状更明显。

为什么年龄越大、身体越好的孩子症状越严重？

从一般意义上讲，孩子年龄越大，之前越健康，免疫系统发育越成熟，肺炎支原体感染的症状越明显。因为肺炎支原体进入呼吸系统后，不仅直接攻击上皮细胞（细胞毒效应）造成直接损伤，还通过免疫机制引起损伤。

肺炎支原体的细胞毒性作用是通过合成过多的过氧化氢（就是咱们俗称的双氧水，有腐蚀性）等物质，从而损伤细胞，导致呼吸道上皮细胞坏死，出现咳嗽等症状。这听起来很厉害，但总体而言，这种毒性作用不是很强。

该病原主要靠身体产生的免疫反应，对身体造成损伤。例如，身体为了限制病原的扩增，就会发热，发热会限制支原体的扩增；身体为了杀灭支原体，会产生各种抗体，会扩增白细胞、吞噬细胞等这些能杀灭支原体的细胞数量，之后通过血流运送到鼻腔、咽喉、气管、肺部的黏膜中。

为了获得更多杀灭支原体的抗体、细胞，这些部位的血流就得增多，血管就得增粗，黏膜就会肿胀，分泌的黏液就会增加，进而刺激咳嗽感受器，导致咳嗽加重。

另外，身体杀灭病原的过程越激烈，对这些部位的损伤就越大。毕竟这是一个战场，战斗越激烈，战场破坏就越严重。呼吸道黏膜破损越严重，咳嗽就越严重。

年龄大的孩子免疫能力强，身体对抗肺炎支原体就比较激烈，症状就明显；而年龄小的孩子，免疫能力较弱，肺炎支原体进入身体后，对抗没这么激烈，一般情况下，发热、咳嗽等症状反而不那么严重。反应小，恢复得也快。

有人可能会说："我要是没有免疫力，不发热也不咳嗽，那多好啊!"哈哈,这当然是不行的,因为虽然年龄小的孩子免疫力稍弱,但是也有清除肺炎支原体的能力,只是没有这么激烈的消灭过程而已。如果人没有免疫力,不能清除这种病原,就会危及生命。

总之,没有不行,过犹不及。

为什么有些婴幼儿感染后很快会发展为肺炎?

有些婴幼儿感染了肺炎支原体后,症状比大孩子严重得多,很快就发展为肺炎,并且出现肺不张、呼吸衰竭等问题。这是为什么呢?

这也是免疫力弱导致的,身体无法很好地抵抗肺炎支原体,导致其在呼吸道肆虐,等身体开始发热、通过免疫系统杀灭肺炎支原体时,整个肺部已经感染、损伤得非常严重了。

另外,婴幼儿的免疫系统在这时可能会出现紊乱表现,不该发生反应的时候出现强烈的反应,导致呼吸道、肺黏膜的炎症损伤更重,表现出来的症状也就更重。

所以,不要以为婴幼儿感染了肺炎支原体就可以大意,也得小心对待。

为什么肺炎支原体感染会出现皮疹?

大约 1/4 的孩子感染肺炎支原体后可能出现皮肤、黏膜损伤的表现,如出现红斑、斑丘疹,口腔水泡、溃疡等问题。这些情况多在发病后 2 天左右伴随发热出现,通常 1～2 周消失,有些会持续 2～4 周。这些皮疹和肺炎支原体导致的皮肤炎症或者免疫反应引起的皮肤反应有关。

出现了皮疹是提示病情严重吗?目前认为不是,评价孩子病情是否严重,还是根据孩子的全身症状,如发热是否好转、精神是否好转等,不依据皮疹。

需要提醒的是,肺炎支原体感染是史－约综合征(Stevens-Johnson Syndrome)的重要病因(排第二位),该综合征表现是黏膜、皮肤出现水疱、红斑、斑丘疹，之后合并脱落，出现皮肤剥脱。如果遇到这种问题，就需要立即就医治疗。

为什么肺炎支原体感染会导致心肌炎？

大家听到心肌炎应该很害怕，其实没有必要。第一，即使出现心肌炎，大多数都是一过性的或者轻症的，不需要治疗，休息一下，自己就能恢复；第二，很多孩子感染肺炎支原体后，心肌多少都会受点儿损伤，如心肌酶指数偏高，但达不到心肌炎的程度，就更不用担心了。

为什么肺炎支原体会导致心肌炎呢？这和肺炎支原体直接扩散到心脏部位、导致炎症反应有关。另外，肺炎支原体携带的抗原和心肌上的抗原相似，身体产生的杀灭肺炎支原体的抗体，也会攻击心肌，导致心肌炎。

同样的原因，还可能导致心包炎、心包积液、肝炎、肾炎、脑炎等问题，但发病率并不高，大家不要焦虑。

什么情况提示有可能出现心肌炎或者脑炎呢？如果孩子感到非常疲劳、呼吸急促、心悸、胸痛，或者特别烦躁、总想睡觉、惊厥、昏迷、偏瘫、感觉异常、精神行为异常，那肯定有问题了，应该立即带孩子去医院！

如何知道孩子是感冒还是肺炎呢？

如果孩子在该病高发季节（全年发病，北方秋冬季节多见，南方夏秋季节多见）出现明显的干嗽、发热症状，其他如流涕、咳痰症状不典型，同时孩子在平静时呼吸频率增快，就要考虑可能是肺炎支原体肺炎。如果孩子同时有呼吸时费力，如出现三凹征、喘息等症状，提示肺炎很严重。

什么是呼吸频率增快呢？如果孩子在平静的时候有以下表现就是呼吸频率增快。

- 2 月龄以内的孩子，呼吸次数 ≥ 60 次 / 分。

- 2 月龄～ 1 岁的孩子，呼吸次数 ≥ 50 次 / 分。

- 1 ～ 5 岁的孩子，呼吸次数 ≥ 40 次 / 分。

- 5 岁以上的孩子，呼吸次数 ≥ 30 次 / 分。

如何数呼吸次数呢？细心的家长一定会发现，婴幼儿呼吸时腹部起伏比胸部明显，所以我们只要看孩子腹部的起伏就可以了。腹部一上一下就是一次呼吸，数 1 分钟，看孩子腹部有多少次上下起伏就是有多少次呼吸。

 孔大夫提醒

孩子刚跑完、跳完呼吸频率肯定会加快，所以一定要在孩子处于平静状态时数呼吸次数。那么什么是平静状态呢？孩子跑完、跳完、哭完、笑完安静地坐 30 分钟，或者安静地玩耍 30 分钟以上就能评估了。孩子睡觉时数也行，睡觉时的呼吸次数比清醒时会稍微少一些，但也是有意义的。如果睡觉时的呼吸频率都超过参考值就更有意义了。

什么是三凹征呢？三凹征就是孩子在吸气时能看到其胸骨上窝、胸骨下窝、锁骨上窝、肋间隙有凹陷，如图 1-6 所示。其中肋间隙、胸骨下的凹陷更有意义，因为胸骨上的吸气凹陷可能和孩子用力吸气、哭吵有关。

这是严重肺炎的表现，因为进入肺的气体少，为了吸入更多的气体，膈肌拼命向下收缩，这样胸腔的空间就增大，导致胸腔内负压增加，把骨骼之间的皮肤拉向内侧（骨骼拉不动），形成吸气性凹陷。

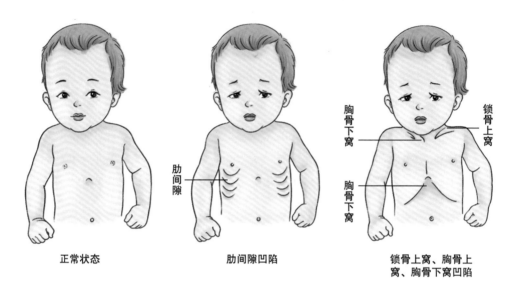

肋间隙

胸骨下窝

锁骨上窝

胸骨下窝

正常状态　　　　　　　肋间隙凹陷　　　　　　锁骨上窝、胸骨上窝、胸骨下窝凹陷

图 1-6　三凹征的表现

肺炎支原体肺炎导致的咳嗽有什么特点？

典型的咳嗽，一般刚开始为干咳，是病原体刺激呼吸道黏膜导致的，不会很剧烈。继而炎症损伤导致呼吸道分泌黏液，咳出白色黏液痰，偶见少量血丝。

咳嗽全天都有，但逐渐会表现得夜晚更重些。这是因为除了黏膜损伤外，还有免疫系统反应产生 IgE，导致类似过敏性咳嗽的发生。大家知道过敏性咳嗽或者哮喘也容易引起夜间咳嗽，道理是一样的。

咳嗽会逐渐加剧，因为黏膜破坏严重后黏膜下面的神经暴露，导致非常敏感，受到轻微刺激就能出现剧烈咳嗽，如在跑跳时也会咳嗽。

咳嗽持续时间较长，发热完全好了之后还可能持续 1～2 周，因为黏膜需要慢慢恢复。

肺炎支原体感染后，因为不是中性粒细胞来杀灭，所以一般没有黄绿色痰液（黄绿色是中性粒细胞和细胞内酶的颜色）。如果合并细菌感染，可能咳出黄绿色脓痰。

医生目前的做法是，先看症状，如果孩子就是在秋冬季节出现高热和干咳症状，会进行肺炎支原体抗原检测。如果检测结果提示阳性，那就考虑是肺炎支原体感染。

同时还会进行其他导致发热、咳嗽的病原检测，如呼吸道合胞病毒、流感病毒。如果肺炎支原体检测是阴性，其他病原检测是阳性，那就不考虑肺炎支原体感染了。

如果几个病原的检测结果都是阴性，但是孩子的症状特别像肺炎支原体感染，那就继续观察，因为支原体感染导致的上呼吸道感染是不需要治疗的。但是，如果孩子病情继续加重（孩子发病 2～3 天出现发热频率更高，热峰更高，呼吸症状更重），会复查病原，同时进行血常规和 C 反应蛋白检测。

这时要么病原会出现阳性，要么血常规会提示白细胞水平（中性粒细胞、淋巴细胞）是升高还是降低。如果肺炎支原体检查结果是阳性，那就考虑肺炎支原体感染；如果检查结果是阴性，其他病原检查结果是阳性，那就是其他病原感染。如果这几个病原检查结果都是阴性，但白细胞、中性粒细胞值降低非常明显，按照其他病毒感染考虑；如果检查结果都是阴性，但是白细胞、中性粒细胞值升高非常明显，要考虑细菌感染。

■ 血常规检查能明确肺炎支原体感染吗？

不能。

研究表明，肺炎支原体感染时，会出现白细胞、中性粒细胞轻度升高、C 反应蛋白升高的表现，但是细菌感染时血常规检查的结果也是如此，所以不能通过血常规检查的结果判断孩子是否为肺炎支原体感染。

支原体感染时，血小板水平也有升高表现，血小板也是反应炎症的一个指标，所以只能说明有炎症了。另外，因为支原体感染会产生大量抗体，和红细胞表面抗原结合，导致红细胞死亡（溶血），血常规检查会出现红细胞、血红蛋白水平降低的表现，但这也不是特异性的表现，很多细菌感染时也有贫血表现。

那么，有的家长会问：血常规检查就一点儿意义都没有吗？当然不是。如果已经确诊是肺炎支原体感染，可以根据血常规检查的结果评价病情的严重程度，也能评价治疗的效果。

如何知道孩子的病情是否严重呢？一般 C 反应蛋白值越高，提示体内的炎症反应越严重，说明身体对抗病原越激烈。上文已经讲过，肺炎支原体导致的身体损伤，除了病原的直接侵袭外，更重要的是身体的免疫炎症反应。所以，C 反应蛋白值高的孩子，症状一般比 C 反应蛋白值低的孩子严重，要更加重视、更积极地治疗。

 孔大夫提醒

国内研究认为，如果孩子是肺炎支原体感染，C 反应蛋白值大于 40mg/L，提示病情较重，需要重视。

■ 肺炎支原体抗体阳性说明了什么？

目前各大医院都是通过抽血查抗体（IgM 或者 IgG）的方式对儿童进行肺炎支原体检查。如果抗体检查是阳性，就是肺炎支原体感染吗？如果抗体检查是阴性，就能排除肺炎支原体感染吗？

也不是。因为肺炎支原体感染后，先产生的抗体是 IgM，在发病后 7 ～ 10 天出现，而 IgG 出现得更晚，所以，如果在发病后的一周内进行抽血检查，即使是肺炎支原体感染，检查结果也基本都是阴性的，不能说明不是肺炎支原体感染。

还有些婴儿，因为身体免疫力较弱，产生不了针对肺炎支原体的抗体，所以在 7 天后检查时检查结果也是阴性，也不能排除肺炎支原体感染。

另外，抗体产生后在血液里存留的时间都较长，如 IgM，在发病后的 3 ～ 4 周达到高峰，之后逐渐下降，2 ～ 4 个月后才消失；IgG 在发病 1 个月左右达到高峰，能持续 6 个月左右。很多孩子在疾病治愈之后，再查血还有抗体阳性的表现。所以，不能认为检查结果是阳性，就是肺炎支原体感染了，尤其是 1 ～ 2 个月前感染过肺炎支原体的孩子。

那么，如何查抗体呢？如果想查，应该在生病后 7 天左右查，并且 IgM 抗体滴度 ≥ 1 ： 160 时，才可以确诊这次感染的就是肺炎支原体。因为又有症状，抗体值又比较高，可以排除是上次感染后留下来的抗体。

如果抗体没有这么高的滴度，只有 1 ： 40，且孩子之前没有感染过肺炎支原体，而这次病情就是高热、干咳，那就也按照肺炎支原体感染治疗。

另外，现在很多化验单都是写阳性或者阴性，而不标注滴度。这时可以这样分析，只要症状和肺炎支原体感染相似，同时查出来抗体是阳性，就认为是肺炎支原体感染。

还有些医院不分开检测 IgM 和 IgG，而是检测 IgM 和 IgG 合起来的量，统一写成肺炎支原体抗体。如果是这样，就把检测值当成 IgM 分析就行。因为刚开始发病时 IgG 值还没有上升，等发病一个月以后 IgG 值上升时 IgM 值会更高，更提示肺炎支原体感染。

还有医生建议，在生病的急性期和恢复期查两次血，如果抗体滴度呈 4 倍或 4 倍以上增高或减低时，可确诊为肺炎支原体感染。这种检查一般对临床指导意义不大，因为第一次查出来就治疗了，之后就可以不用管这些抗体值了。

■ 鼻咽拭子能明确感染吗？

通过鼻咽拭子取一些鼻腔或者咽喉分泌物，进行肺炎支原体抗原检查，能较早地判断是否有肺炎支原体感染。

肺炎支原体都是从口鼻吸入人体的，在鼻咽处定植，而抗原是肺炎支原体自带的，只要支原体存在，抗原肯定就存在，所以不用等发病 7 天后再进行检查，一发病就能检查。

这种检测就像使用验孕棒那么简单。如图 1-7 所示，取鼻腔、咽喉分泌物后，将其放到检测条最右侧的圆圈内，等 10 ~ 20 分钟就能看结果了。下图 B 中能看到检测线上有条线，就说明是阳性。

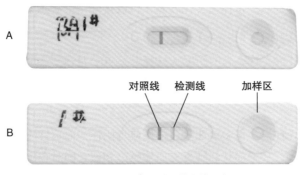

图 1-7　鼻咽拭子检查检测条

目前国内使用的多是胶体金方法（一种常用的免疫标记技术），目前看准确性还可以。首先说一下特异性，即是否只能检测出肺炎支原体，如果有别的病原，不显示阳性。有实验使用该方法分别多次检测肺炎支原体和多种其他病原，结果只有肺炎支原体显示阳性，其他病原显示阴性，所以，特异性是不错的。

那么，这种检测方法的灵敏性怎么样呢？即病原特别少的时候是否能检测出来？实验证明，每毫升分泌物有 1000 个病原拷贝数时就能检测出来。这个量是非常少的，基本上能致病时，病原量肯定会大于这个量。

有没有是肺炎支原体感染却查不出来的时候呢？当然有，这和病原在检测部位的数量、取标本的方法是否正确等有关，不能 100% 地认为抗原阴性就排除肺炎支原体感染。

还有一个问题，就是肺炎支原体在患者的鼻腔处只是携带，并不致病，这时应该怎么办？这其实是个伪问题，因为如果孩子没有发热、咳嗽等症状，是健康的孩子，我们是不会进行这项检查的，所以，就不用管这个了。

如果孩子有发热、咳嗽的症状，支原体检查是阳性，其他病原检查也是阳性，这时确实无法判断支原体到底是致病还是携带，一般都按照双重感染给予治疗。

这确实是过度治疗，但是必要的、能接受的过度治疗，因为肺炎支原体合并呼吸道合胞病毒、肺炎支原体合并流感等双重感染的发生概率并不小。

目前有研究发现，如果使用酶联免疫法（ELISA）检测抗原，能检测到的最低抗原数是 10^4cfu/ml，而抗原达到这一数量一般是会致病的，就不用担心检测结果是阳性但只是携带了。所以，这个检测方式可以大力推广。

 孔大夫提醒

目前抗原检测还没有被写入各大指南，可能几年后会写入吧，让更多的孩子用上这种检测方法，减少抽血的痛苦。

总结一下，发病早期，如果觉得像肺炎支原体感染，建议进行抗原检查（7天内阳性率最高）。如果检查结果是阳性，就按照肺炎支原体感染治疗；如果检查结果是阴性，继续监测病情变化，如果排除其他病原，也按照肺炎支原体感染治疗。

■ 听说肺炎支原体 DNA 检查非常准，能推广吗？

这种检查确实非常准，有几个病原拷贝数就能检测出来，基本上可以说只要有病原就能查出来，并且也是取鼻腔、咽喉分泌物，痛苦很小。那么，目前为什么没有推广起来呢？因为有两个缺点：第一是比较贵，第二是不能区分查出来的肺炎支原体是正常携带的还是真正致病的。

其实，第二个缺点可以通过 DNA 结果的分析来克服，是完全可以应用的。所以，目前这项检查并未推广起来主要原因是价格昂贵。

■ 为什么不直接培养肺炎支原体呢？

大家看了上文介绍的检测方法，可能会觉得都不是很好，那为什么不直接培养呢？如果从血液或者鼻腔、咽喉分泌物里培养出来肺炎支原体了，不就可以确诊了吗？

是的，培养确实是金标准，但是太耗费时间了。因为肺炎支原体很娇嫩，生长得慢，所以培养需要很好的技术，还需要等10天左右才能出结果，如果依据培养结果决定是否治疗就太慢了，所以，目前临床诊断时并不进行肺炎支原体培养。

■ 肺炎支原体抗体值越高提示病情越严重吗？

抗体阳性仅反应的是机体对支原体的反应能力，说明机体识别出了支原体，开始制造武器对抗支原体了，抗体值增高可以间接地支持支原体感染的诊断，而不是和病情严重程度成正比的，支原体感染的轻重要看临床表现。

支原体抗体 IgM 滴度为 1∶160 时，如果孩子有严重的高热不退、呼吸困难，胸片提示肺实变、肺不张，那肯定比 IgM 滴度为 1∶320 且没有其他表现的孩子病情更重。

支原体抗体 IgM 产生后，在 3 ～ 4 周达到高峰，所以很多孩子在使用阿奇霉素治疗了 1 ～ 2 个疗程，复查 IgM 显示其值升得更高了，这不是病情加重的表现，不要紧张。只要孩子没有临床症状了，就可以停药。

支原体抗体仅作为一个诊断指标，不是用药的指征，也不是停药的指征。

医生为什么听不到湿啰音？

支原体肺炎患儿发热严重、咳嗽明显、精神很差，但是医生听诊的时候却说孩子的双肺呼吸音清或稍粗，没有湿啰音。这是为什么？是医生能力不足，听不出来吗？

这种情况是存在的，并且比较普遍，典型的支原体肺炎（5 岁以上学龄前和学龄期孩子患的支原体肺炎）就是这样的。

这类患儿肺部的典型病变是间质性肺炎，就是肺间质出现了炎症。肺间质是相对于肺实质说的。肺里面负责通气、换气功能的是肺泡，所以肺泡是肺实质；其他的如支气管、细支气管、肺血管黏膜，这些起支持、给肺泡提供营养作用，称为肺间质，这些部位的炎症就是间质性肺炎。

肺实质就是肺泡，如果肺泡发炎了，里面充满炎性渗出液体，就能听到湿啰音，但间质性肺炎多没有湿啰音。所以，这时听诊一般听不到湿啰音。

如果病情稍重，过几天再听诊就会有异常表现，例如会出现感染的一侧肺部听诊时呼吸音降低、累及肺泡出现湿啰音、气管痉挛时出现喘息等。

所以，能不能听到湿啰音，得看疾病的程度和听诊的时间，这两个条件不合适，水平再高的医生也听不出来。

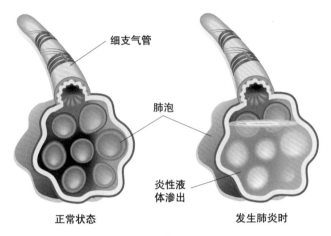

细支气管

肺泡

炎性液
体渗出

正常状态 发生肺炎时

图1-8 肺泡发炎时有炎性液体渗出，临床检查可听到湿啰音

拍胸片能明确肺炎支原体肺炎吗？

不能。

拍胸片能诊断肺炎，但是不能明确是肺炎支原体肺炎，因为肺炎支原体肺炎的胸片变化很多。

胸片既能看到病毒感染常见的间质性肺炎的表现，又能看到细菌感染导致的大叶性肺炎（就是一个肺叶都出现炎症了）的表现，还有儿童常见的小叶性肺炎（就是一小片肺部）的表现，所以很难区分。

为什么这么多变呢？这是因为支原体既能直接损伤气管、支气管黏膜，导致间质性、小叶性肺炎；又能通过免疫反应损伤肺部组织黏膜，导致大叶性肺炎，甚至炎症更重时，出现肺不张、肺实变、胸腔积液。没办法它就是这么厉害。

那么在各年龄段，有没有特殊的胸片类型呢？也是有的，对于婴幼儿，胸片主要表现为双肺间质性肺炎，即双肺弥漫性肺纹理增粗、模糊，胸片看上去肺部脏兮兮的。

5岁以上的大孩子，病情重的，会出现一侧节段性或大叶肺炎，还可能有胸腔积液及肺不张。好在现在孩子生病后都能得到及时的治疗，典型的大叶性肺炎比原来少了很多。

为什么这么多孩子患肺炎支原体肺炎？

肺炎支原体肺炎每 3～7 年发生一次地区性流行，每次流行可能持续 1～1.5 年。当遇到流行年时，支原体感染率会有 3～4 倍的增加，易感者多数是儿童和青少年。北京地区 1990 年、1995 年、2007 年、2012 年是流行年。所谓的流行年，是根据各地区的疾病流行调查得出的，哪个年份发病率明显高于之前，哪一年就是该病流行年。

根据肺炎支原体的 P1 基因不同，可将其分为 P1-Ⅰ型和 P1-Ⅱ型，每次流行的型不同，这可能是隔几年就流行一次的原因——防住这型了，另外一型又出来捣乱了。

支原体感染是自愈性疾病，为什么还要使用抗生素？

现在家长们的医学知识越来越多，有家长看到资料说肺炎支原体感染就像病毒感染似的，可自愈，问为什么还要给孩子使用抗生素呢？

关于肺炎支原体感染用不用抗生素，医学界目前也是争论不休。目前推荐的是，对于肺炎支原体感染导致的上呼吸道感染，不需要使用抗生素治疗；但如果是下呼吸道感染，建议使用抗生素治疗。

之所以这么推荐，是因为上呼吸道感染导致的损伤少；而下呼吸道感染症状会严重一些，而且肺炎支原体通过细胞毒性作用和免疫炎性作用会导致坏死性肺炎、肺不张、胸腔积液，严重的会导致死亡。这时使用抗生素可以限制支原体的增殖，虽然能限制多少还不确定，但是有一点儿效果就比没有好，就能帮助身体避免出现严重的问题，所以要使用。

目前在临床上，基本上明确了肺炎支原体感染医生就会给予抗生素，因为不太好确定是上呼吸道感染还是下呼吸道感染，使用 3 天后会让孩子复查，再确定后续的治疗。

肺炎支原体最外层是细胞膜,没有细胞壁,所以对于作用于细胞壁的抗菌药物是耐药的。大家熟悉的"高级药物",如头孢克洛、头孢克肟,都是抑制细菌细胞壁的合成,对肺炎支原体没有作用。阿奇霉素是大环内酯类的抗生素,能抑制肺炎支原体内部核酸的转录和复制,从而干扰蛋白质的合成,所以是可以使用的。

虽然目前阿奇霉素的耐药性非常强,尤其是在中国(有些地区达到100% 耐药)、日本等国家,但有临床报道认为,即使耐药,阿奇霉素还是能治愈肺炎支原体肺炎,只是孩子退热的时间可能会延长,这可能和免疫反应有关,和病原未清除干净无关。还有一个考虑可能是如果现在换药,换了的那个药物也可能在短时间内导致耐药,那就没什么药物可以用了。

同时,阿奇霉素每天只吃 1 次,相比于其他药物,副作用又比较小,所以成为儿童肺炎支原体感染后的首选用药。

另外,能作用于细胞膜的药物如多黏菌素;能干扰蛋白质合成的药物如四环素类药,包括多西环素(成人首选药物)和米诺环素等;氟喹诺酮类药如环丙沙星、莫西沙星,对治疗肺炎支原体感染都是有效的,但是因为副作用大,很少用于儿童。

孔大夫提醒

多西环素在国外可以用于 8 岁以下的儿童,但是在国内,因为其属于四环素类药物,可能导致牙齿、生殖功能损伤,所以 8 岁以下的儿童是不能用的。

使用阿奇霉素时，有的医生说 3 天是一个疗程，有的医生说 5 天是一个疗程，有的医生说用完这次就不用了，有的医生还会说停 4 天后再用一个疗程，为什么会有这些不同的建议呢？

其实，这都是根据孩子的病情决定的。按照我国的规定，治疗轻症肺炎，可以将 3 天定为一个疗程；治疗重症肺炎，5 天定为一个疗程。

如何判断病情轻重呢？如果孩子有呼吸急促、吸气凹陷、鼻翼扇动、血氧饱和度下降（小于 90%），那就是重症肺炎了；如果没有，就是轻症肺炎。

用几个疗程呢？国外两项调查得出的结论是：使用阿奇霉素 5 天，所有病人的肺炎支原体都被清除干净了，所以，美国对于治疗肺炎支原体感染是要求用满 5 天（一个疗程）就可以了。第一天按照 10mg/kg 使用，每日一次，之后 4 天按照每天 5mg/kg 使用（一次不要超过250mg），也是每日一次。

但是，中美两国肺炎支原体感染、发病情况不同，使用的药物也不同，所以国内基本上认为，如果明确是肺炎，建议用两个疗程。每日一次，每次 10mg/kg（每次不要超过 500mg），使用 3 ～ 5 天为一个疗程，之后间隔 4 天，再用一个疗程。

之所以间隔 4 天用第二个疗程，是因为使用阿奇霉素 3 ～ 5 天后，其在肺部的浓度会达到比较高的水平，在之后的 4 天内，仍能维持在有效的抑制肺炎支原体的浓度，所以就可以停 4 天再用下一个疗程。

如果孩子明确不能使用阿奇霉素，可以使用克拉霉素，每天 15mg/kg，分两次给药，一个疗程 10 天。克拉霉素和阿奇霉素的效果是一样的，就是需要分两次使用，所以没有被当作首选药物。

如果孩子对克拉霉素也过敏，可以使用红霉素，每次 10mg/kg，每日 4 次口服（国内指南推荐每日两次）。红霉素使用起来更加麻烦，胃肠道副作用也比阿奇霉素大。但有一个好处，红霉素进入血液中的浓度高，所以，在重症支原体感染住院治疗时，有些地方开始会使用静脉输注红霉素，降低肺炎支原体在血液中的浓度，待病情稳定后改用阿奇霉素，临床效果也不错。

阿奇霉素治疗效果不好怎么办？

有时候，给孩子使用药物治疗后，确实效果不佳，如用药 3 天后发热还是很严重，咳嗽也更加厉害，提示需要进一步治疗。

导致效果不佳的原因，可能与耐药性有关，也可能与合并了其他细菌或者病毒感染有关，还可能与免疫反应太激烈了有关。

如果孩子对阿奇霉素这类药物有耐药性，且症状还很严重，医生会考虑换用其他类药物。因为国内儿童用药限制非常多，8 岁以下的儿童，可能有些医院会使用利福平。有些医院，在签署用药同意书后，可能会使用四环素类（多西环素、米诺环素，这类药物国内不允许 8 岁以下的儿童使用），或者喹诺酮类药物（氧氟沙星之类，18 岁以下不允许使用），这些药物对限制支原体也有很好的效果。

如果确实考虑是合并其他细菌感染了，在使用阿奇霉素的基础上，会加用其他抗生素。所以，家长们也不要奇怪："怎么给我孩子用这么多的抗生素？"

还有些时候，治疗效果不佳，可能不是支原体直接导致的损伤。有可能支原体都已经清除干净了，但症状还是继续加重，这种情况可能是孩子自身的免疫系统反应太强烈，导致的全身炎症问题了。这时医生可能会用激素抗炎，能很快地减轻症状，但是要注意，激素不能常规使用。

如果肺部的炎症反应太激烈了，导致肺不张、肺实变，呼吸道内都是渗出物、黏液栓，这时使用支气管镜盥洗，效果也很好。

所以，不同的问题，使用不同的方法处理，都有办法，让医生伤脑筋去吧，但这时基本都需要住院治疗了。

什么情况需要住院治疗？

诊断支原体感染后，如果明确是肺炎支原体肺炎，一般是在门诊开药、回家口服治疗，但是如果有以下问题，需要住院治疗：

● 孩子有呼吸困难的表现：1岁以下的孩子，平静时呼吸频率大于70次/分；1岁以上的孩子，平静时呼吸频率大于50次/分；孩子出现吸气凹陷，鼻翼翕动。

● 孩子吃不进东西，喝不进水，自然也不能吃药。

● 孩子看起来病情很重，总是病恹恹的，精神状态很差，不理人，总想睡觉。

● 孩子血氧饱和度（SpO_2）比较低，门诊检测小于90%。

● 口服药物治疗3天后病情加重，出现以上表现。

完全没有症状了但复查胸片还没好，还需要治疗吗？

其实，肺炎支原体肺炎治疗后，孩子完全没有症状了，不需要复查胸片。因为胸片在生病后2个月左右才能完全恢复正常，在之前复查肯定还是有问题的，所以就不用复查了。如果已经复查了，提示还有问题，但是孩子完全没有症状了，那就不用治疗了。

如何预防肺炎支原体感染？

因为肺炎支原体在37℃环境中只能存活几个小时，并且对常用消毒剂敏感。所以，只要不直接接触患者的呼吸道飞沫，是不容易被感染的。

一般肺炎支原体多是在家庭成员之间或者学校、军营等团体密切接触时传播，和患者短期接触没有什么传染性。另外，虽说潜伏期和疾病缓解后也有一定的传染性，但是传染力度很低，不用太担心。

但是，如果能做好预防，不被感染当然更好啊。不要带孩子去人群拥挤的地方；不要让患者接触孩子，必须接触时戴上口罩；大人回家后要先洗手（用肥皂洗手，尽量超过 20 秒）。孩子生病后不需要隔离，在家里好好照顾就行，外出玩耍也是可以的，只要不直接对着其他小朋友打喷嚏就行。

写到这里，基本上家长关心的肺炎支原体问题我都回答得差不多了。

感冒需要看医生吗？

感冒是否需要看医生，一要看宝宝的年龄，二要看宝宝的症状。

3 月龄以下的宝宝

3 月龄以下的宝宝感冒了，如果排除了穿得太多、盖得太多导致的体温升高（也称捂热），那就要看医生了。因为这么小的宝宝免疫系统发育不完善，一发热可能就是大病，不能耽误。

怎么知道是不是穿得太多、盖得太多导致的体温升高呢？很简单，如果宝宝的体温虽然升高，但很少超过 38.2℃，并且给宝宝减少衣被后，体温能很快下降、恢复正常，宝宝的精神状态挺好的，就说明是捂热，没有必要去医院；如果减少衣被后宝宝的体温不下降，或者伴有流鼻涕、咳嗽等症状，那就提示可能是感染导致的了。

有时捂热时间比较长，宝宝的身体无法散热，体温会上升得非常快，引起多器官功能衰竭，严重时会导致死亡。所以，如果发现宝宝的体温一直比较高，如持续超过 38.5℃、全身红红的，或者发现宝宝精神状态不好，应该立即去医院。

有些家长会问，体温 38.5℃就很危险吗？年龄大一些的孩子，体温升到 38.5℃没什么大问题，但 3 月龄以内的宝宝就要注意了，因为他们的体温调节功能非常不完善，体温升高后很难在较短的时间内降到正常范围，而且捂热的时候体温很容易继续升高。所以，如果宝宝的体温持续高于 38.5℃，建议请医生评估。

如果宝宝的体温并未达到38.5℃，但有流鼻涕、咳嗽的症状，需要去医院吗？这要具体情况具体分析。前面已经讲过，流清鼻涕还是流黄鼻涕并不能代表疾病的轻重，所以不应以此决定是否去医院。但是，如果宝宝鼻塞特别严重，导致一直用口呼吸，而且一吃奶就会憋气、无法正常进食，或者夜里鼻塞导致宝宝经常醒来，就要去医院让医生检查一下了。至于咳嗽，我们认为能将气道里面的分泌物、病原等咳出是件好事。咳嗽不会导致肺炎，所以一般不需要进行止咳处理，不用去医院。但是，如果咳嗽导致宝宝一吃东西就吐，或者睡觉时总是咳醒，就需要去医院了。

3月龄以上的宝宝

年龄大一些的宝宝，感冒发热多是病毒感染导致的，普通病毒感染导致的普通感冒一般不用去医院，在家里对症处理就可以。普通感冒可自愈，去医院后如果感染了细菌，反而容易使病情加重。需要提醒的是，流感病毒感染导致的流行性感冒，往往会让宝宝特别难受，而且有些流感会导致严重的并发症，如果宝宝的症状像流感，应该立即带宝宝去医院就诊。

有些家长说，即使看了前面的介绍，也不知道怎么判断孩子是不是病毒感染。万一判断错误耽误了治疗，谁负得起这个责任啊？！如果奶奶、姥姥再在旁边催促，那就更乱了。如果是这种情况，我建议可以在家观察、护理3天，3天后宝宝若一点儿好转都没有，或者病情加重，那就随时去医院。如果实在不放心，等不了3天，建议至少等宝宝发热24小时之后，再带宝宝去医院检查。这里之所以强调3天这个时间，是因为大部分情况下，孩子患的都是病毒性感冒，3天内孩子不会出现严重问题，并且3天左右孩子的发热症状就好转了，提示病情缓解，没必要就诊。如果孩子生病3天了发热仍没有好转迹象，提示可能是细菌感染，需要治疗，这时就医比较合适。

发热24小时以内无法通过血常规检查区分是病毒感染还是细菌感染，仅根据孩子的病情，由于时间尚短，医生也无法做出准确诊断。这时医生只能告诉家长一些注意事项，让有问题再来，没问题就在家对症处理。如果这时家长一定要医生说出个子丑寅卯，孩子可能就要接受不必要的检查（如检查血常规）、吃不必要的抗生素了。

那么，有家长会问：如果宝宝生病3天且不发热，但其他症状没好转怎么办？如果宝宝没有发热，只有流涕、咳嗽等症状，在这些症状不影响生活时，无须就诊；如果症状导致宝宝夜间睡眠不安稳、总醒，或者咳嗽导致宝宝呕吐，就要就诊了。

总结一下，如果宝宝出现以下几种情况，需要看医生：

● 精神状态不好，如总是睡觉或者十分烦躁、根本不让碰。

● 退热药无法控制发热，足量使用退热药后体温不能降到38℃以下。

● 连续8～9小时未排小便，提示有脱水的可能性。

● 呼吸频率特别快，呼吸困难（详见本书第24页）。

● 咳嗽影响吃饭、睡觉。

● 发热等感冒症状3天不见好转，或者未到3天但比之前加重了，例如发热峰值升高、发热越来越频繁，评估方法详见本书第51页。

● 发热的同时身上有皮疹（皮肤上出现小红点、小水疱等），除非明确是幼儿急疹引起的皮疹，其他类型的皮疹都应该看医生。

● 家长无法对孩子的病情轻重做出判断，心里没底。

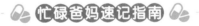
忙碌爸妈速记指南

● 3月龄以下的宝宝体温超过38.5℃建议就诊。
● 3月龄以上的宝宝，如果在发热间期（体温正常的时候）精神状态好，可以在家观察3天再根据情况决定是否去医院。
● 如果确实没把握可带孩子去医院就诊。

孔大夫说

幼儿急疹是什么样的？

幼儿急疹最典型的表现为发热（体温可高达 39℃ 或 40℃）持续 3～5 天后骤然退热，随之出现皮疹。孩子在发热期间基本没有其他症状，如不流鼻涕、不咳嗽。

皮疹从颈部和躯干开始出现，蔓延到面部和四肢，可在 24 小时内出全；皮疹表现为压之可褪色的斑疹或斑丘疹（突出皮肤表面），有时皮疹可呈水疱状。皮疹一般情况下不痛不痒，通常持续 1～2 天，少数在 2～4 小时内短暂出现后消失。

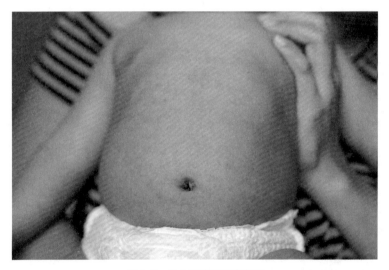

图 1-9　幼儿急疹的皮疹表现

有少部分孩子在发热的同时出现皮疹，只要皮疹是上图所示的样子，孩子状态较好，发热间期吃、喝、玩、睡不受影响，一般可以确定是幼儿急疹。

感冒发热需要进行血常规检查吗?

儿童感冒发热一般是病毒感染导致的,不需要看医生,也不用进行血常规检查。但是,如果孩子的情况与病毒性感冒的表现不符、症状较重,或者孩子年龄特别小(3月龄以下),则建议去医院检查血常规。如果检查结果提示是细菌感染,该用药就要用药,别耽误了治疗。

血常规检查单上的项目看似很多,其实归纳一下就三大类,即白细胞类、红细胞类和血小板类,大家把这三类弄清楚就行了。

表 1-1 中红色框内 1 ~ 11 项是白细胞类的检查项目和参考值,蓝色框内 12 ~ 20 项是红细胞类检查项目和参考值,绿色框内 21 ~ 24 项是血小板类的检查项目和参考值。有些血常规检查还包含 C 反应蛋白,也给大家普及一下。

表 1-1　血常规检查项目

项 目 名 称		结　果		单　位	参 考 范 围
1 白细胞计数	WBC	7.2		10^9/L	4～10
2 中性粒细胞比值	NE%	42.3	L	%	50～70
3 淋巴细胞比值	LY%	42.1	H	%	20～40
4 单核细胞比值	MO%	5.6		%	3～8
5 嗜酸粒细胞比值	EO%	9.5	H	%	0.5～5.0
6 嗜碱粒细胞比值	BA%	0.5		%	0～1
7 中性粒细胞绝对计数	NE#	3.1		10^9/L	2～7
8 淋巴细胞绝对计数	LY#	3.0		10^9/L	0.8～4
9 单核细胞绝对计数	MO#	0.4		10^9/L	0.15～1
10 嗜酸粒细胞绝对计数	EO#	0.7	H	10^9/L	0.05～0.5
11 嗜碱粒细胞绝对计数	BA#	0.0		10^9/L	0～0.1
12 红细胞计数	RBC	4.72		10^{12}/L	4～5.5
13 血红蛋白浓度	HGB	125		g/L	120～160
14 红细胞压积	HCT	0.37	L		0.41～0.52
15 平均红细胞体积	MCV	80.0	L	fl	84～94
16 平均RBC血红蛋白含量	MCH	26.5	L	Pg	28～32
17 平均RBC血红蛋白浓度	MCHC	332		g/L	320～360
18 有核红细胞绝对计数	NRBC#	0.0			
19 红细胞分布宽度	RDW	14.1		%	10～15
20 有核红细胞比值	NRBC%	0.0		%	
21 血小板计数	PLT	228		10^9/l	100～320
22 平均血小板体积	MPV	8.7		fL	7.5～11
23 血小板压积	PCT	0.19		%	0.19～0.282
24 血小板分布宽度	PDW	16.8			11～17.1

对于孩子出现感冒发热症状的，家长弄懂了学会看白细胞和C反应蛋白检查结果就足够了。

■ 白细胞类检查项目及参考值

白细胞就是人体的军队，起着消灭敌人（细菌、病毒等病原）的作用。就像解放军叔叔在灾难出现时会挺身而出一样，白细胞在身体受到损害时也会冲到前线发挥重要作用。

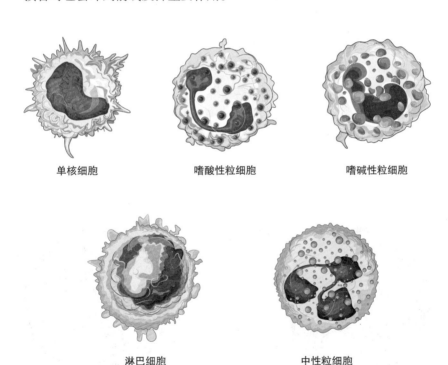

单核细胞　　　　嗜酸性粒细胞　　　　嗜碱性粒细胞

淋巴细胞　　　　中性粒细胞

图 1-10　白细胞"大军"

为了满足多方面的需求，白细胞分成了好几种——中性粒细胞、淋巴细胞、单核细胞、嗜酸性粒细胞、嗜碱性粒细胞——这些细胞均属于白细胞。其中，淋巴细胞与粒细胞占白细胞总数的 90% 以上，其他类型的白细胞加起来不足 10%。孩子感冒发热时，家长们只要学会分析中性粒细胞和淋巴细胞的检查结果就足够了。

中性粒细胞有吞噬细菌的作用，平时在血管里巡逻。如果出现局部细菌感染，它们就会迅速地通过血管转移到感染部位，吞噬并杀灭细菌。细菌感染不是一下子就能压下去的，身体会快速、持续地产生中性粒细胞去杀菌。所以，发生细菌感染的时候，中性粒细胞数量通常会增加。相应地，白细胞的总计数值也就升高了。

病毒比细菌的体积小多了，中性粒细胞对付不了它们，这时就得靠淋巴细胞了。淋巴细胞能识别病毒，并产生相应的抗体，这些抗体和病毒结合后，病毒就不能搞破坏了。同时，淋巴细胞还能检测出被病毒感染的细胞，并把这个信息上报给人体的总指挥——大脑，大脑就会让身体把这些被病毒感染的细胞杀死，以防止病毒在细胞内大量复制。所以，发生病毒感染时，淋巴细胞数量会稍有增加。这个时候，病毒会抑制骨髓生成粒细胞，所以中性粒细胞的数量会大大减少。相应地，白细胞的总计数值也就降低了。

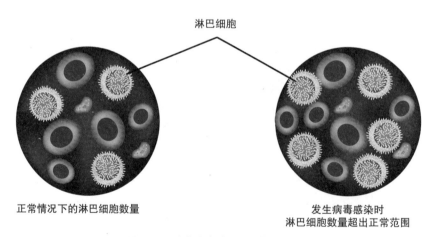

淋巴细胞

正常情况下的淋巴细胞数量　　　　　　　发生病毒感染时
　　　　　　　　　　　　　　　　　　淋巴细胞数量超出正常范围

图 1-11　病毒感染时淋巴细胞数量增加

大多数情况下，白细胞的变化都是符合以上规律的。所以，孩子感冒发热时，如果进行了血常规检查，家长可以通过白细胞计数、淋巴细胞比值和中性粒细胞比值了解孩子的感染情况。之所以看比值而不是绝对值，是因为绝对值的正常范围大，升高或降低不能清楚地显示是否有问题。

表 1-2　细菌感染与病毒感染时白细胞变化的区别

	中性粒细胞比值	淋巴细胞比值	白细胞总计数值
细菌感染	升高	降低	升高
病毒感染	降低	升高	降低

大家可能读到这里感觉头又大了：这些细胞的数值好烦人啊，根本记不住啊！别发愁，其实这些数据根本不用记忆，血常规检查单上有参考值，直接看就行。并且白细胞类的 11 项只看 3 项就够了：白细胞计数、淋巴细胞比值、中性粒细胞比值，别的细胞数量有多少不用管。

● 看白细胞计数值是升高了还是降低了，升高提示细菌感染的可能性大。

● 通过淋巴细胞比值、中性粒细胞比值这两项，粗略地分析是病毒感染还是细菌感染：淋巴细胞比值升高，病毒感染的可能性大；中性粒细胞比值升高，细菌感染的可能性大。

很多医院血常规检查单上的参考值是成人的，对于儿童是不适合用的，下面是儿童的参考值［参见《诸福棠实用儿科学（第 8 版）》］。

● 白细胞计数：新生儿（15.0～20.0）× 10^9/L，婴儿（11.0～12.0）× 10^9/L，儿童（5.0～12.0）× 10^9/L。

● 中性粒细胞比值：出生时 60%～70%，出生后 4～6 天 50%，4～6 岁 30%～50%，6 岁以上 50%～70%。

●淋巴细胞比值：出生时 30% ～ 40%，出生后 4 ～ 6 天 50%，4 ～ 6 岁 40% ～ 60%，6 岁以上 30% ～ 40%。

宝宝出生时中性粒细胞比值高，生后 4 ～ 6 天中性粒细胞和淋巴细胞比值差不多；之后淋巴细胞比值升高，占优势；4 ～ 6 岁时，二者比例差不多；6 岁以后，中性粒细胞占优势。这可能是因为为了更好地适应这个世界，小宝宝病毒感染常见，所以淋巴细胞比例高；大孩子和成人细菌感染较多见，所以中性粒细胞比例增高。

在大多数情况下，通过分析以上数据，家长可以对孩子感冒发热的原因有一个基本的判断，但是有些感染发生时，淋巴细胞和中性粒细胞的改变和上面说的情况不相符。如果您想深入了解，请阅读第 49 页"医生如何评估血常规检查结果？"。

■ C 反应蛋白是什么？能提示感染吗？

很多血常规检查都包含 C 反应蛋白这一项，下面咱们就说说 C 反应蛋白。C 反应蛋白（英文简称 CRP）是一种在机体有炎症、处于应激状态时急剧上升的蛋白，这种蛋白是肝细胞合成的，能帮助识别和清除病原，有抗炎效果。

细菌感染的时候，CRP 水平升高较为明显；病毒感染的时候，CRP 水平升高不明显或者不升高，这对于大部分引起儿童感冒发热的病原都是适用的。所以，家长可以通过 CRP 的这一特点粗略地分析一下孩子是病毒感染还是细菌感染。如果是病毒感染，就可以放心地不使用抗生素了。

同样，还有部分病原感染时 CRP 反应不典型。如果您深入了解，请阅读第 49 页"医生如何评估血常规检查结果？"。

什么时候进行血常规检查较好？

一般来说，感冒发热 12 小时内做血常规检查意义不大。因为这时患儿体内的白细胞、C 反应蛋白等刚开始反应，还没有稳定下来，这时检查结果可能无法准确地反映身体的情况。如病毒感染初期，中性粒细胞的比值还没有下降，有时甚至因为炎症，还有升高的表现，白细胞计数还是很高，如果这时检查血常规，很可能误以为是细菌感染。

如果孩子发热等感冒症状持续 3 天还没有好转的趋势，甚至加重了，可以检查血常规。这时血常规的各项指标已经稳定了，检查结果有指导意义。当然，很多家长一看到孩子生病就急得根本等不了 3 天，那至少也要等 24 小时以后再去做血常规检查。不然真的没有意义，孩子还要白白被扎一针。

 孔大夫说

采指尖血会影响检查结果的准确性吗？

每次给孩子做血常规检查，抽血的过程家长都会特别担心，会问医生能否采指尖血，让孩子少些疼痛？或者问医生采指尖血是否没有抽静脉血结果准确？

不用担心这个问题。随着科技的进步，取血量会越来越少，给孩子造成的疼痛也会越来越小，并且准确度还会越来越高。孩子感冒时检查血常规主要是评估感染，只要检查的时间是正确的，采指尖血完全可以。

医生如何评估血常规检查结果？

医生会结合孩子的临床表现分析血常规的检查结果，不会只依靠检查结果做出诊断，因为白细胞、中性粒细胞、淋巴细胞的改变并不总是那么规律。

如果孩子精神状态非常差，不吃、不喝、不玩，体温总是降不下来，这时即使白细胞计数、中性粒细胞比值非常低，也不能排除是细菌感染。因为发生严重的细菌感染时，中性粒细胞都和细菌同归于尽了，新的粒细胞还没有生产出来，自然会造成白细胞计数值降低。

如果孩子反复发热，但精神尚可，就是有些烦躁，血常规检查结果显示白细胞计数值明显升高，CRP 水平也升高了，看上去好像是细菌感染，但有可能是 EB 病毒感染。EB 病毒是疱疹病毒的一种，基本上所有人都感染过这种病毒，通过唾液传播，导致急性传染性单核细胞增多症。由于通过唾液传播，所以其导致的感染也叫接吻病。这时白细胞计数值升高是淋巴细胞大量增生导致的，CRP 升高明显是因为孩子的炎症反应较严重导致的。

所以，分析血常规检查结果时一定要结合孩子的病情，只看检查结果是不行的。另外，如果通过血常规检查和孩子的表现无法诊断，或者孩子的病情非常严重、怀疑可能不是感冒时，医生还会开具其他检查，如检查怀疑的病原，进行降钙素原（英文简称 PCT）、红细胞沉降率（英文简称 ESR）、血培养等检查，以明确病因。

降钙素原和 C 反应蛋白一样，都是反映炎症的蛋白，但是它通常在发生严重细菌感染的时候才明显升高，发生病毒感染时一般不升高，所以可以帮助间接分析是病毒感染还是细菌感染。有些家长可能会问，为什么不直接检查降钙素原呢？原因是轻度感染时它不升高，所以无法通过检查降钙素原判断是病毒感染还是细菌感染。一般在孩子重症感染住院时，才会通过这项检查判断感染的轻重以及评判治疗的效果。

红细胞沉降率简称血沉，指红细胞在血液中下沉的速度。炎症发生时，血液中的炎性介质能将红细胞黏在一起，使红细胞的下降速度加快。所以，血沉值升高提示身体有炎症，间接提示可能发生感染。但是，由于各种因素都能导致炎症的发生，如风湿病、过敏等，所以这项检查的结果也需要结合临床解释，而且血沉检查最主要的功能是判断风湿性疾病，所以孩子感冒时一般不需要做这项检查。只有在医生想鉴别诊断是否由风湿导致发热时，才会进行此项检查。

血培养是将血液滴到培养基上，看是否有细菌生长。这是最准确的诊断方法，但一般只在重症感染需要明确细菌是否进入血液时才会进行这项检查。另外，可以根据培养结果决定用哪种抗生素最有效，指导临床用药。一般感冒是不需要进行这项检查的，除非医生认为孩子的感冒发展得非常快、病情非常严重。

- 孩子感冒后不要急于进行血常规检查，至少要等24小时，等3天更好。
- 判断是病毒感染还是细菌感染，不能只看血常规检查结果，一定要结合临床表现。

不看医生，在家如何观察？

孩子感冒后，最重要的是观察体温变化和精神状态，这两项是最能反映孩子病情的，其他的如流鼻涕、咳嗽等症状只能作为参考。就像上文讲到的，患病毒性感冒的孩子，发热症状减轻时，咳嗽、流鼻涕等症状很可能会加重，如清鼻涕变成黄色黏稠鼻涕、刺激性咳嗽加重，但这时病情的整体趋势是减轻，而不是加重。所以，在家应主要观察孩子的体温和精神状态，以此评估病情是好转还是加重，进而决定是继续在家观察还是需要去医院。那么，如何通过体温和精神状态进行评估呢？

观察体温的峰值和发热间隔的变化

可以每隔2～3小时给孩子测量一次体温（测量体温的具体方法详见本书第146页），然后将测得的体温值标记在体温趋势表上（表1-3）。标好后按照时间先后，将一天内测得的体温值连成线，就能看出体温变化的趋势了。峰值就是体温最高峰，对比一下两天的体温趋势表，看看峰值是不是向下走了。如果是，那就提示病情有好转；如果不是（峰值更高了），则提示病情在加重。

发热间隔就是两次发热之间的时间，以体温超过 38℃ 为发热的标准，如果发热的间隔越来越短，提示病情加重；如果发热的间隔越来越长，则提示病情好转。

表 1-3　体温趋势表

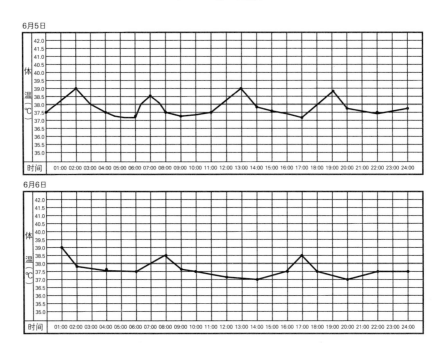

如上表所示，孩子的体温峰值是下降的：第一天体温的最高值是 39℃，第二天逐渐降到 39℃ 以下；发热的次数在减少，第一天发热 4 次，第二天发热 3 次，提示病情在好转。

有些家长说，每隔 2 ～ 3 小时测量一次体温，孩子难受不配合，家长也很累，好麻烦，有什么好办法吗？建议选择电子体温计，测量额温或者耳温都行，滴答一下，结果几秒钟就能出来，孩子没什么感觉就测量完毕了。具体使用方法详见第 146 页"测量体温的正确方法"。

孩子感冒初起时体温正常，几天后开始发热；或者发热已经停止1天以上了，再次发热，提示可能有继发性细菌感染。

出现这种情况是否需要立即使用抗生素呢？这是一个比较难回答的问题，因为我们不能立即确定孩子就是细菌感染，也有可能是继发了其他病毒感染。

所以，又回到什么时候去医院、什么时候检查血常规、什么时候使用抗生素的问题上了。个人建议还是按照之前讲的方法进行判断，不要急于使用抗生素。

发热合并耳朵痛提示中耳炎

有些孩子虽然还有流鼻涕的症状，但是发热次数比之前明显减少，体温峰值也比之前降低了，但是突然又出现体温升高，年龄大一些的孩子还会说耳朵疼，年龄小的孩子会抓耳朵。如果出现这种情况，提示继发中耳炎了。

由于鼻腔和中耳是由咽鼓管连通的（图1–12），所以病原可以进入中耳腔。即使病原没有进入中耳腔，感冒时也会因为咽鼓管堵塞等问题，导致中耳内压力异常，容易发生中耳炎。

这时家长可以给孩子服用布洛芬或者对乙酰氨基酚（具体服用方法详见本书第154页"退热首选退热药"的内容），既能退热又能止痛，体温一降下来就带孩子去医院，请医生检查孩子的耳朵，明确是否为中耳炎，并确定是否给予抗生素治疗。

医生如何知道是不是中耳炎呢？很简单，用耳镜看一下孩子的鼓膜就知道了。正常的鼓膜是透亮的，并且不会向外凸起；如果鼓膜变得向外凸起，并且里面有脓液，明确提示为中耳炎。

有研究发现，92%的中耳炎患者的耳部脓液中可检测出细菌，70%可检测出病毒，66%既可检测出细菌又能检测出病毒，以上提示细菌导致的中耳炎是非常多见的。所以，一旦认为是中耳炎，那就默认是细菌感染了，并且会根据孩子的年龄和症状决定是使用抗生素还是继续观察。

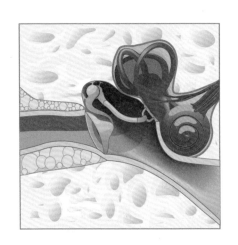

凸起的鼓腹 —— 炎性积液

咽鼓管堵塞 ——

正常情况下的中耳结构 　　　　发生炎症时的中耳结构

图 1-12　中耳炎的表现

一般 6 月龄以内的孩子，需要立即使用抗生素；6 月龄至 2 岁的孩子，为了提高治愈率，也推荐使用抗生素；2 岁以上的孩子，如果体温超过 39℃，耳朵疼痛超过 2 天，也建议使用抗生素。

鉴于我国抗生素应用广泛，细菌被锻炼得都挺厉害的，建议患中耳炎的孩子首选阿莫西林克拉维酸钾（阿莫西林和克拉维酸钾复合制剂，白色或类白色混悬颗粒，气芳香，味甜），并且以阿莫西林为计算量。其他部位发生感染比如出现扁桃体炎时，用药量为每日 50μg/kg，患中耳炎时需要加大用药量，将用药量增加到每日 90mg/kg（分两次使用，间隔 12 小时左右即可），增加药物在中耳处的浓度。两岁以下的孩子连续服用 10 天，两岁以上的孩子连续服用 5 ～ 7 天，不要自行缩短服用时间。

孔大夫提醒

● 对头孢菌素类药物过敏者及有哮喘、湿疹、花粉症、荨麻疹等过敏性疾病史和严重肝功能障碍者慎用。

● 本品与其他青霉素类和头孢菌素类药物之间有交叉过敏性。若有过敏反应产生，则应立即停用本品，并采取相应措施。

● 本品和氨苄西林有完全交叉耐药性，与其他青霉素类和头孢菌素类有交叉耐药性。

孩子患中耳炎，家长不用着急。耳朵疼痛的症状一般很快就能缓解，继续遵医嘱治疗就可以。

为什么不发热了还流鼻涕、咳嗽？

大家可能有经验，孩子感冒后，发热 2～3 天体温可逐渐恢复正常，但是还有流鼻涕、咳嗽的症状，甚至咳嗽得越来越严重了，这是为什么呢？道理很简单，因为发热本来就和流鼻涕、咳嗽没有因果关系啊。

发热是为了限制病毒复制或者细菌繁殖，只要身体觉得病原还有很多，就会有发热的表现，而咳嗽是因为鼻腔、咽喉分泌物刺激这些部位的咳嗽感受器导致的。感冒时，这些部位因为发炎而导致黏膜损伤，黏膜细胞肿胀，分泌超出正常量的黏液（鼻涕、咽喉分泌物），会一直刺激咳嗽感受器，导致咳嗽。

感冒后，体内的病原可能在 3 天左右就被消灭得差不多了，身体就不必动用发热这个"杀敌一千、自损八百"的方法了，剩下的让吞噬细胞、抗体等搞定就可以了，所以就不发热了。但是这些病原导致的黏膜损伤不会这么快好啊，还在分泌黏液、刺激咳嗽感受器，导致咳嗽加重。

感冒时，有时候是先发热、后咳嗽，有时候是先咳嗽、后发热，这和体内的病原数量有关。某些病毒复制得非常快，身体觉得必须得限制一下了，就会发热，但这时它们还没有大肆攻击呼吸道黏膜，就不会导致咳嗽；有些病毒毒性很强，少量病毒就会损伤呼吸道黏膜，而数量还没达到身体重视的程度，身体就不发热。不管是先发热还是先咳嗽，一般情况下，咳嗽持续的时间总是长于发热持续的时间。

如何观察孩子的精神状态？

孩子的精神状态好不好是一种主观判断，主要看他是否舒服。如果孩子吃、喝、玩、睡都和生病前差不多，说明孩子精神状态好；如果稍微差一点儿，也没有问题。但是，如果孩子总是想睡觉，叫醒了一会儿又睡；或者特别烦躁，一碰就哭闹，提示精神状态差，这时就要带孩子去医院了。

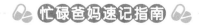

忙碌爸妈速记指南

- 在家通过测量孩子的体温并观察体温发展的趋势，评估孩子病情的严重程度。
- 如果孩子在病程中出现发热加重并伴有耳朵疼的表现，提示中耳炎，应该带孩子去看医生。
- 如果孩子精神状态不佳，总是蔫蔫的，或者特别烦躁，提示孩子需要去看医生。

感冒后如何用药？

感冒虽然不是什么大病，但孩子出现流鼻涕、鼻塞、咳嗽、发热的症状会很不舒服，家长看在眼里、急在心里，总希望能通过打针、吃药让孩子赶快好起来。其实普通的病毒性感冒是可以自愈的，孩子依靠自身的免疫力可以战胜病毒，不需要用抗病毒药，更不要使用抗生素。孩子感冒发热后给予退热药的主要目的是缓解症状、让孩子感觉舒服，必要时用抗生素帮助消灭细菌，其他的药物基本都不要给孩子使用。感冒的治疗方法越简单越好，不是医生开的药越多，越说明医生有水平。

下面提到的药物都不推荐使用，但是在临床上什么药都不用家长们不会接受，可能会偷偷买药给孩子用，不如我说清楚了，至少可以让孩子更安全，受到的伤害更少一点儿。感冒用药应该遵循以下几点原则。

有害无益的药物不要用

标注有抗病毒、退热效果的炎琥宁注射液、喜炎平注射液、双黄连注射液、柴胡注射液等中药注射剂，不良反应发生率高，可导致孩子出现肝、肾功能损伤和呼吸困难，严重的可导致孩子死亡（每年都有因为注射这些药物导致死亡的病例）。特别是过敏体质或既往有药物过敏史的孩子，使用以上注射剂更容易发生严重过敏反应。

国家药品不良反应监测中心病例报告显示，炎琥宁注射液严重不良反应问题较为突出，以全身性损害为主，主要表现为过敏性休克、过敏样反应、高热、乏力等，其中过敏性休克约占严重病例报告总数的27%。呼吸系统损害主要表现为呼吸困难、窒息、呼吸衰竭等。严重病例中，53% 的患者为 14 岁以下儿童。国家药品监督管理局要求炎琥宁注射液要标明"儿童慎用"。

2017 年 9 月，国内两企业生产的喜炎平注射液在山东、甘肃、江苏等多省出现使用后引起严重不良反应的事件，国家药品监督管理局明令涉事注射液立即停止销售、紧急召回。

根据药品不良反应监测和安全性评价结果，2018 年 5 月国家药品监督管理局发布 2018 年第 26 号公告，决定对柴胡注射液说明书增加警示语，并对【不良反应】【禁忌】【注意事项】等项进行修订，在【禁忌】项下须列出"儿童禁用"。

2018 年 6 月，国家药品监督管理局发布 2018 年第 31 号公告，决定对双黄连注射液说明书进行修订，增加"本品不良反应包括过敏性休克"的警示语，同时要求在禁忌项下注明"4 周岁及以下儿童禁用"。

 孔大夫提醒

> 无论中药还是西药，注射剂型本身的特点决定了其不良反应发生率高。口服给药风险降低，因为人体的胃肠道是一个天然屏障，即使有害成分通过口服给药途径进入人体，经过胃肠吸收、肝脏代谢，最终会排出体外。但是，静脉给药时有害成分会直接进入血液循环。基于此，世界卫生组织提倡"能口服就不注射，能肌肉注射就不静脉注射"的用药原则。

除了以上药物不要给孩子使用外，口服的小中药如柴桂退热颗粒、豉翘退热颗粒也不建议使用，因为这些药物并没有退热的效果。有些家长说孩子吃药后体温过一会儿就下降了，这其实是凑巧了，赶上了体温下降期而已。孩子不吃这些药，体温也会下降的。这是身体自己调控发热的行为，和吃药没有关系。

有的口服中成药也有标注有抗病毒作用，如蓝芩口服液，但实际上其并没有抗病毒的功效。身体能自己消灭普通感冒病毒，不吃药感冒也能好，不要多此一举。

无益也无害的药物最好不用

第一防御液、紫锥菊滴剂、维生素 C 等，严格地讲并不属于药物。广告常宣传其有抗细菌和病毒、提高免疫力的功效，实验证明这类保健品并没有防病治病的功效，我的建议是最好不用，但可能用了也没什么坏处，如果家长非常想给孩子吃也可以，就当给孩子多喝了点儿水、补充液体了。家长心情好了，对孩子的病情恢复也有益。

在这里要强调一点，大家普遍认为维生素 C 能预防和治疗感冒，真实情况并不是这样的。大多数时候是孩子靠自身的免疫力战胜了病毒，家长却认为是维生素 C 的功劳。有的家长会坚持说："我家孩子发热、流鼻涕，真的是吃了维 C 银翘片后就好了，就是维生素 C 的功劳啊。"

哈哈，大家看看维 C 银翘片的成分吧，药品说明书明确标示有马来酸氯苯那敏、对乙酰氨基酚。这两种成分一种是抗过敏的、另一种是退热的，都是西药成分。解决孩子退热和流鼻涕问题是这两种成分，和维生素 C 没什么关系，当然和其中的各种中药成分也没关系。

另外，如果家长给孩子服用的是维生素 C 泡腾片，那就一定要冲水后饮用，不要直接让孩子吃，因为可能会导致孩子窒息，严重的会导致孩子死亡。

最后，再次强调一下，这类保健品完全可以不用。孩子感冒时多补充些白开水，比吃这些好多了。

有益也有害的药物应慎用

说实话，别说是家长们，就是医生有时也比较难决定如何给儿童用药，如止咳药、缓解鼻充血的药，用对了能缓解患儿的不适症状；用错了，不仅没有效果，反而有可能使症状加重。这些药物国外一般不推荐使用，国内一般认为可以使用。那具体如何使用呢？我将在本书第 126 页、196 页给大家详细讲解。再强调一句，不要自行用药，请医生评估后再决定是否使用。

复合感冒药不推荐使用

不推荐使用这类药物的原因一是疗效一般或者无效，二是担心家长如果重复使用会导致副作用的发生。例如，艾畅、泰诺（注意，不是泰诺林）、惠菲宁、奥特斯（复方福尔可定），这些药物都含有伪麻黄碱，艾畅和惠菲宁都含有右美沙芬。如果家长同时给孩子服用了这些药，会导致某些药物成分摄入过量，使孩子出现烦躁、嗜睡等表现。肝、肾是代谢药物的器官，服药量超过其代谢能力可能导致肝、肾功能受损。所以，不建议家长擅自给孩子服用这类药物，如果确实需要服用复合感冒药，一定要注意药物成分，不要重复服用。

说实话，写到这里，我有种很心虚的感觉。因为我在临床给患儿开药时，也无法完全遵循以上建议。为什么呢？因为家长看着自己的孩子咳得很难受或者鼻塞很严重，就想让医生赶快把孩子治好，有的家长还会提出愿意接受可能出现的副作用，他们会说："副作用也不是一定会出现的，您刚才都说了，可能性很小。"

遇到这种情况怎么办呢？这时就不能照搬国外的指南或者规范了，要结合咱们国家的情况进行治疗。要知道给孩子治疗疾病不仅要考虑孩子自身的问题，家人的心情也是重要的影响因素。大人安心了、平静了，孩子也就不那么紧张了，可能会恢复得快一些。

并且，国内的孩子都是被大人万般宠爱养大的，有一点儿不舒服就会被千百倍地放大，导致身体恢复很慢。如果开些药可以缓解孩子的不适症状，也是可以的，就像治疗发热一样，只是让孩子舒服一些而已，并不是为了缩短病程。

外国的实验数据表明，使用止咳、减轻鼻充血的药并不缩短病程，但心理对疾病的恢复还是有影响的。所以，如果孩子确实症状比较重，那就给孩子开点儿缓解症状的药，但要向家长交代清楚怎么用、疗程是多久、出现什么反应要来复诊；如果孩子症状不明显，那就好好和家长交代不用药的护理方式，例如如何给孩子清理鼻腔等（具体方法详见本书第222页），尽量让家长放下心来，按照对孩子最好的方式处理。如果家长还是坚持让医生开药怎么办？先了解孩子以前是否用过这些药，如果用过没有出现副作用，那就少开一点儿；如果没有用过，那就坚决一些，不给孩子开药，守住底线。

我的体会是，临床上的治疗和指南的要求是有差别的，而且差别还不小，在不伤害孩子的前提下，理解万岁！

- 孩子感冒时多数情况下，除了退热药之外，不需要使用其他药物。
- 必要时，在医生指导下使用抗生素。
- 有害无益的药，坚决不要使用。
- 可用可不用的药，权衡利弊，尽量不用，让孩子自己恢复最好。

抗生素用不用、如何用？

我想告诉大家的是，第一种抗生素——青霉素的发明挽救了无数人的生命。问题是人都是惜命的，一旦发现了一种能保命的好东西，就会不管是否需要都要用。所以，很多人只要一生病，不论是否对症都想用抗生素；再加上有些医生为了让病人好得更快，什么感染都用抗生素，认为这样更保险。因此，抗生素滥用成为全球性的问题。是的，不仅中国存在抗生素滥用的问题，其他国家也一样。

一些人非常惧怕和讨厌抗生素，怕抗生素对身体器官造成损伤，怕使用抗生素会形成依赖，自己的免疫系统得不到锻炼。这就导致医生开了抗生素，病人不按照医嘱服用，尤其是在给孩子使用抗生素时，家长恨不得药量能少则少、疗程能短则短，孩子症状一好转就想停药。

以上这些做法都是错误的，抗生素的使用一定要以指征为依据。

根据病原及症状程度决定是否使用抗生素

该不该使用抗生素应该依据病原以及症状程度而定。抗生素只对细菌感染有效，对病毒感染无效，所以无论病毒性感冒多严重，都不需要使用抗生素；而且虽然抗生素对细菌感染有效，但是轻度的细菌感染，身体自己能应对的，也不需要使用抗生素。如果孩子患病 3 天后症状一点儿都没有好转，应该请医生评估决定是否使用抗生素。

抗生素不是越贵、越高级的越好，阿莫西林的效果不一定就比头孢噻肟差，关键是对症。那如何做到对症呢？医生一般是通过临床表现判断是哪种细菌感染，之后给予杀灭或者限制这种细菌生长的抗生素。必要时还会对感染部位分泌的液体进行细菌培养，从而明确是哪种细菌。培养时会针对这种细菌做药敏实验，明确哪类药最适合治疗它，就选择最适合的那类药。例如，如果医生诊断孩子为链球菌感染（一般表现为喉咙和扁桃体有白色脓性分泌物），使用阿莫西林或者阿莫西林克拉维酸钾的效果就比头孢类好；如果医生诊断孩子是肺炎支原体感染（一般表现为发热、咳嗽，过 1～2 天后夜间咳嗽更明显，其他症状比较轻），使用阿奇霉素或者红霉素才对症，使用头孢类药物没有作用。

静脉给药并不比口服给药效果好

在给药途径方面，并不是静脉给药就比口服给药效果好。孩子不能口服药物或者必须使用的药物没有口服剂型时，再使用静脉给药也不晚。

不要擅自更改使用次数和疗程

抗生素一定要按照医嘱使用，不要擅自更改每日使用的次数和总疗程，否则细菌杀不死，病程延长，病治不好受罪的还是孩子。

为什么孩子都不发热了，精神也很好了，医生还要求继续用抗生素（满疗程）呢？因为针对哪种疾病、哪种细菌，抗生素应该使用多长时间（疗程）是长期临床实践得出的结论。超过疗程规定的时间使用抗生素没有效果，因为细菌几乎被杀光了，肯定不能再兴风作浪了，再用就只是在损伤自己了；但使用的时间不够也不行，因为孩子的症状好转或消失了，只是体内的细菌变少、暂时被压制住了，一停药这些细菌就会死灰复燃，身体还是搞不定它们，还得再次使用抗生素。

而且，如果使用抗生素的时间不足一个疗程，还会导致耐药菌的产生。因为如果用抗生素打击某种细菌，没有把细菌打死就停药了，等细菌缓过劲儿来，就能抵抗这种抗生素了。如果细菌大量分裂繁殖，产生一大批具有抗药性的细菌，再次使用这种抗生素就没有效果了。如果别人感染了这种具有抗药性的细菌，使用这种抗生素也没有效果，只能换其他的抗生素。如果这种细菌对所有的抗生素都耐药了，那就成了超级耐药菌，人类就危险了。这不是危言耸听，现在已经有超级耐药菌了，只不过源头控制得好，没有扩散而已。如果真的大范围扩散，那后果和中世纪的黑死病也差不多（黑死病导致 1/2 的欧洲人死亡）。

对于抗生素的使用，大家还有一个错误的观点，就是觉得使用了抗生素，人的免疫力就得不到锻炼了。事实上，使用抗生素时，孩子的免疫系统也在工作，也在产生抗体，抗生素并不会破坏免疫系统。所以不用担心一旦使用了抗生素，以后每次生病都得使用抗生素的问题。

不用抗生素，继发细菌感染怎么办？

有些家长希望能通过使用抗生素预防普通感冒继发细菌感染，这种想法是错误的。

第一，免疫力正常的孩子，感冒后如果照顾得好，不接触细菌，环境不是忽冷忽热的，一般不会继发细菌感染。

第二，抗生素没有预防作用，没有细菌感染的时候使用抗生素只能损伤自己，如导致腹泻或便秘，严重者甚至可导致出血等问题。很难做到孩子一感染细菌就给予抗生素，做到不早也不晚并不容易。

为什么使用抗生素会导致腹泻、便秘或出血呢？目前认为，抗生素进入肠道后会杀灭大量的肠道菌群，而这些菌群有些是帮助人体消化吸收食物的，是人体必不可少的，缺失了就会出现消化问题，如腹泻或便秘；而且这些有益的菌群能利用食物合成维生素 K，这是除了进食以外身体唯一产生维生素 K 的途径。维生素 K 是参与凝血的重要因子，含量不足可导致凝血功能不佳，导致出血。这种情况在小婴儿中比较常见，因为他们通过食物摄入的维生素 K 比较少，使用抗生素将肠道益生菌杀灭后，合成的也少，体内维生素 K 总量就减少。

第三，轻微的细菌感染不需要使用抗生素，人体可自愈；较重的细菌感染需要使用抗生素，确诊后使用比早用等着细菌来要好。

不用抗生素，发展为肺炎怎么办？

如果孩子只是感冒，家长一般不会太担心，但如果孩子连续发热3天未见好转且开始咳嗽，家长就会担心孩子是否会发展为肺炎，就想让医生开抗生素，避免肺炎的发生。这也是一个认知误区，过早使用抗生素不仅对孩子无益，而且对孩子有害。

第一，免疫功能正常的孩子感冒发展为肺炎的情况并不多见，一般感染只发展到喉部就被控制住了。

第二，病毒性肺炎不需要使用抗生素，细菌性肺炎才需要使用抗生素。

第三，抗生素没有预防细菌性肺炎的效果，太早使用会对孩子的身体造成损害。

第四，确实有些孩子开始表现出感冒的症状，后来被诊断为肺炎，但这种情况一般不是感冒发展为肺炎了，而是孩子一开始患的就是肺炎，只是因为肺炎早期的症状和感冒的症状类似，被误认为是感冒了。

打喷嚏、流鼻涕、鼻塞、咳嗽、发热等是感冒的症状，也是肺炎早期的症状。那么，如何区分宝宝是感冒还是肺炎呢？家长们不用着急，感冒是最常见的疾病，而肺炎的发病率没有那么高。所以，当孩子出现了以上症状，很有可能是感冒，是肺炎的可能性并不大。当然，只是从发病率来判断肯定是不够的，还要看宝宝有没有以下肺炎的典型症状：

■ 肺炎的典型症状1：呼吸频率加快

肺炎是肺内的炎症，会导致肺功能减退，呼吸一次吸入肺内的气体会减少。肺提供的氧气少了，身体就不愿意了，就会让肺拼命工作，一次呼吸的气体少，那就多呼吸几次啊。质不够，量来凑。因此，孩子患肺炎时的呼吸频率会比正常时快很多。

■ 肺炎的典型症状2：发热

体温高于38.5℃，使用退热药能降温，但是反反复复持续3～5天；如果不治疗，还有越来越严重的表现。如果有以上两点表现，那就要考虑可能是肺炎了。如果再有以下表现，基本上就是肺炎了。

■ 肺炎的典型症状3：呼吸困难

什么是呼吸困难？就是看着孩子呼吸特别累，不像平时那么轻松，有些家长会说"孩子累得直喘"。

■ 肺炎的典型症状4：吸气性凹陷

在孩子吸气的时候，能看到孩子胸骨上窝、胸骨下窝、锁骨上窝、肋间隙有凹陷，如本书第26页图1-6所示。这是严重肺炎的表现。由于进入肺部的气体少，为了吸入更多的气体，膈肌拼命向下收缩，这样胸腔的空间就增加了，导致胸腔内的负压增加，把骨骼之间的皮肤拉向内侧，形成吸气性凹陷。

上面讲的是家长能发现的表现，其他判断肺炎的方法如听诊肺内有湿啰音等，那是医生的事情，大家就不用费心了。如果孩子没有以上表现，提示感冒的可能性大。

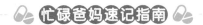

忙碌爸妈速记指南

- 不要预防性使用抗生素，没有用，也不能预防肺炎发生。
- 如果需要使用抗生素，要根据症状选择合适的药物和给药方式，而不是静脉注射一定比口服好、价格贵的比价格便宜的好。
- 如果出现呼吸急促、费力，发热越来越重，要考虑肺炎。

如何缓解感冒的不适症状？

孩子感冒后，症状无外乎发热、鼻塞、流鼻涕、咳嗽、精神状态差及不愿意吃、喝，对症处理就行了。发热和咳嗽的对症处理将在后面的章节具体讲解，这一节主要讲鼻塞、流鼻涕和精神状态差的对症处理。

鼻塞、流鼻涕的对症处理

鼻塞、流鼻涕最好的处理方法是洗鼻，既能缓解鼻黏膜肿胀，又能把鼻涕冲出来，排出病原和炎性介质。洗鼻的具体方法将在本书的第 4 部分做详细的介绍。

一般的感冒鼻塞，不建议常规使用减轻鼻充血的药，如伪麻黄碱、羟甲唑啉（商品名为达芬霖）等。这类药对成人有一定的效果，能减轻鼻黏膜充血，起到缓解鼻塞的作用。儿童使用这类药，不仅效果不明显，而且还可能引起焦躁、头晕、血压升高等问题。所以，不推荐 6 岁以下的孩子使用。另外，如果连续使用这类药物 5 ～ 7 天（有文章提示 3 天），会有反跳性鼻充血，导致鼻塞更加严重。所以，为了避免家长们不知道这一点而给孩子使用时间太长，也不推荐使用。

什么时候需要使用这类药物呢？如果孩子鼻塞严重到影响正常通气，只能用嘴呼吸时可以用吗？这时为了让孩子舒服点儿，那就用吧。6 岁以上的孩子，可以选择使用浓度为 0.05% 的羟甲唑啉；2 ～ 6 岁的孩子，适用浓度为 0.025%；2 岁以下的孩子不要使用此类药物。对着堵塞严重的鼻孔喷药，每天 2 次，每次喷一下就行。再强调一点，鼻塞症状有缓解就停药，使用时间要少于 5 天，最好少于 3 天。

精神状态差的对症处理

孩子生病和大人生病一样，状态肯定差，吃、喝、睡多少会受影响。这时就好好哄一哄，允许孩子撒撒娇，让孩子好好休息，避免疲劳，等孩子病好了再恢复以前的各种规矩。

- 孩子感冒时，要保持适宜的室内环境，湿度应在 50% ～ 60%，室温不要忽高忽低，家人不要抽烟。
- 做好对症处理，减轻孩子的不适感，如控制发热、清洗鼻腔，必要时控制咳嗽。
- 让孩子休息好、心情好，可以娇惯一下孩子。

感冒的预后

患感冒的孩子一般退热后流鼻涕、咳嗽会持续 1 ～ 2 周，基本就痊愈了，不会留下什么后遗症或所谓的病根，也不会使孩子以后经常感冒，这个请家长放心。有两种情况可能让家长比较担心，下面具体讲一讲。

感冒痊愈后体温低于 36℃ 正常吗？

有些孩子感冒基本好了，但是体温在一周之内维持在 35 ～ 36℃，其他表现都挺正常的，这是怎么回事？

这种情况可能和使用退热药导致体温调节中枢把体温调定点暂时下调有关，如下调到 35.6℃，身体就认为这个温度才是正常的体温。这种情况一般会持续 3 ～ 7 天。只要孩子状态很好，吃、喝、玩、睡等正常，那就不用担心。如果孩子一直病恹恹的，应该请医生评估。

有些较真儿的家长想知道医生如何评估，我如果说医生会通过感觉判断，你们会不会打我？哈哈，医生主要是评估孩子是不是因为严重的感染导致的体温较低，因为严重的感染如脑膜炎发生时，孩子的体温调节中枢受到破坏，就会下达不正确的指令或者根本就没有命令下达，这时就可能出现低体温的表现。如果孩子状态看起来很差，出现昏昏欲睡、答非所问、不知道自己在哪里等有严重意识障碍的表现，医生一看就能明白。

晨起、午睡后咳嗽是怎么回事？

一般情况下，孩子感冒后咳嗽持续 1 ～ 2 周基本就没事了，可是有些孩子会在晨起、午睡后或者夜间翻身时咳嗽，这是怎么回事呢？

这是典型的上气道咳嗽综合征的表现。很多家长看到孩子不发热、不流鼻涕了，会认为孩子的感冒已经痊愈了。其实这时鼻黏膜还没有完全恢复正常，还是肿大的，所以鼻涕的分泌量还比较多，只是没流出来而已。当孩子躺了一夜或者睡午觉时，鼻涕就在鼻腔后部积累着，等到晨起时孩子的头一竖起来，鼻涕不是向前流而是向后流到咽喉处（鼻后滴漏综合征，见图 1-13），产生刺激性咳嗽。睡觉翻身时咳嗽，也是这个原因。

出现这种情况，吃抗生素、止咳药效果不好，就得给孩子冲洗鼻腔，将鼻涕都冲洗干净就没这个问题了。同时调整室内环境，保湿、恒温、无烟，减少对鼻黏膜的刺激，减少鼻涕分泌。鼻涕少了，自然就不咳嗽了。

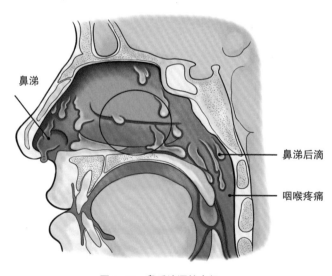

图 1-13　鼻后滴漏综合征

- 感冒痊愈后不会留下病根。
- 感冒痊愈后咳嗽可能会持续 1～2 周，多和上气道咳嗽综合征有关，清理干净鼻涕就好了。

感冒的预防

大宝感冒了，如何避免二宝被传染？

随着全面二孩政策的实施，有两个孩子的家庭越来越多。如果大宝感冒了，家长一定特别担心二宝会被传染（特别是年龄较小的二宝）。其实，家长们不必太担心，日常生活中注意做好以下防护就可以有效减少传染：

第一，尽量避免两个孩子亲密接触，不要互用毛巾、餐具等。

第二，要给生病的孩子戴上口罩，减少飞沫传播。

第三，要让家庭成员用 7 步洗手法认真洗手，减少手上的病原数量。这个步骤非常关键，因为有些病毒更容易经手接触传播（比飞沫传播还厉害），如大家最熟悉的导致疱疹性咽峡炎的柯萨奇病毒、导致手足口病的肠道病毒。

第四，不要让二宝舔、摸大宝的玩具。那么这些玩具该如何处理呢？如果使用消毒剂，家长可能会担心会对孩子造成刺激和损伤，毕竟孩子会舔、咬这些玩具。比较方便、安全的方式是蒸煮，在沸水中煮 10 分钟，通过高温的方式消毒，导致孩子生病的病原基本上都能被杀死。有些玩具不耐高温，可以通过在阳光下暴晒（中午时暴晒 2 小时）的方式消毒，也能把病原杀死。如果想更安全一点儿，可以使用含有酒精基的消毒剂擦洗后晾干，但这种方法对于肠道病毒感染（如手足口病）无效，含氯消毒剂如 84 消毒液可消灭肠道病毒。将玩具擦洗、晾干，再用清水冲洗并晾干后再给孩子玩。

第五，家长照顾完生病的大宝后要洗手、洗脸再照顾二宝。如果能固定由一人照顾大宝更好。

除了上面几点要注意外，家长还要做到以下几点：

第一，外出回家后一定要洗手、洗脸、换衣服后再接触孩子。

第二，室内湿度保持在 50% ～ 60%，每日通风 1 ～ 2 次，每次 30 分钟，以减少室内的病原量。为什么室内空气湿润一些有效呢？因为病菌只有飘浮在空中才能进入人的鼻腔和口腔，而湿度大的空气能将病原黏住，之后再降落到地面上，这样就减小了空气中病原的密度。为什么通风有效呢？因为如果房间里面的病原浓度比较大的话，通风后新的空气进来一些，把原来污浊的空气排出去一些，不就把病原总量减少了嘛。

第三，家长一定不要抽烟，因为抽烟会导致呼吸道黏膜损伤，不仅容易导致感冒，还容易使感冒发展为肺炎。家长不仅不能在孩子面前抽烟，孩子不在家时也不能抽烟。烟尘沉积在沙发、床、大人的衣服、头发上，对孩子的影响更加持久。我们称这种烟为三手烟，沉积后消散得非常慢，有可能会沉积 10 ～ 20 年，天天都在刺激孩子的呼吸道，给孩子造成的损伤当然更大。

为什么春天孩子容易感冒？

病毒性感冒的多发季节是深秋和冬季，但是在春天会有小规模的流行，尤其是鼻病毒（导致普通感冒最常见的病毒）导致的感冒。所以，不要以为春天来了，天气变暖和了，孩子就不感冒了，还是要保护好孩子。另外，初春的时候，天气忽冷忽热，给孩子增减衣服不及时有可能导致孩子着凉。如果没有病原，孩子不会因为着凉而感冒，但是如果着凉加上病原感染，就会导致孩子生病。

这是因为，着凉后鼻腔局部血管会收缩，这样其分泌的免疫球蛋白 A（sIgA）就会减少，而免疫球蛋白 A 能直接消灭病原，所以数量减少后鼻黏膜处的免疫力会减弱，这时存在于鼻腔处的病原（平时就存在于鼻腔处）会大量繁殖、复制，越过身体的健康防线，导致感冒。这和淋雨后感冒是一个道理。

所以，我们要根据孩子的体温决定如何增减衣服，而不是依据妈妈或者奶奶的感觉。如果用手触摸孩子的颈背部感觉是温暖的，说明孩子的衣服是合适的；如果孩子已经开始冒汗了，那就说明穿多了。

孩子没出门，怎么感冒了？

有的家长在感冒多发的季节，很注意不带孩子去人多拥挤的地方，每天只让孩子在自家楼下转一转，结果孩子还是感冒了。这是怎么回事呢？这种情况很有可能是家长把病原带回了家。家长免疫力强，可能不会生病，但病原在家长身上可能会存活数小时甚至 1 天的时间。病原最有可能聚集在手部，也有可能在头发、面部等部位存活。所以，家长下班回家后，一定要换了外套，洗手、洗脸后再接触孩子，尤其是从事医疗、教育行业的家长。

大家可能会想，洗手还不容易？把手洗干净真的是一个技术活。7步洗手法我们在前面已经介绍过了，下面讲一讲肥皂和洗手液哪个更安全有效。

首先，说一说用什么清洁用品洗手的问题。医生建议，孩子用普通的肥皂或者沐浴露、洗手液洗手就足够了，没有必要使用标示有杀菌功能的肥皂或者洗手液。因为研究发现，这些添加了所谓的杀菌成分的清洁用品，不仅没有广告宣传的杀菌功能（和普通肥皂等没什么区别），而且还可能有副作用，所以一定不要给孩子使用。

以下 19 种成分已经被美国食品药品监督管理局（FDA）禁止添加到洗浴用品中了：卤卡班、氟沙仑、六氯酚、己雷锁辛、碘复合物（醚基硫酸铵盐和聚氧乙烯失水山梨醇月桂酸酯）、碘复合物（烷基芳氧基聚乙二醇磷酸酯）、壬基酚聚氧乙烯醚与碘的络合物、泊洛沙姆碘复合物、聚维酮碘（5%～10%）、十一氯铵碘复合物、甲苄索氯铵、苯酚

（大于1.5%）、苯酚（小于1.5%）、仲戊基甲酚、氯苯磺酸钠、三溴沙仑、三氯卡班、三氯生、三重染料。

如果要让大家记住上面这些成分，每次购买时都对比一下，那太麻烦了。有一个简单的方法，就是看产品包装，只要包装上写了有杀菌功效，如能清除99%的细菌，那就一定含有这些成分，就不要购买了。

其次，是不是每次都要使用肥皂或者洗手液给孩子洗手呢？其实不必。如果孩子仅仅是外出玩了些土和沙子，回家后用清水洗手就行了；如果接触了病人或者手上油脂等比较多，用清水是无法清洗干净手上的脏东西和细菌的，就要用清洗用品洗手了。

有些家长可能会问，不是有卫生假说（是指儿童早期接触的细菌越少，日后患过敏性疾病的机会越大）提示吗？孩子只有接触病原（细菌、病毒等），才能增强免疫功能，如果用肥皂等把病原都给洗掉了，如何提升孩子的免疫力呢？其实好好洗手和卫生假说并不冲突。因为只有少量、间断接触病菌才能在不生病的情况下，刺激免疫系统的发育；而大量的病菌可能会使免疫系统无力招架，导致疾病的发生，这不是正确的提高免疫力的方法。

通过使用肥皂、洗手液，洗去大量的病原，避免了孩子患传染病，留下的少部分病原刺激锻炼免疫系统，这才能让免疫系统成熟起来。千万不要为了让孩子接触病菌，一点儿卫生都不讲。

🍃 忙碌爸妈速记指南 🍃

- 家长和孩子都要认真洗手，避免接触病人，从而避免感染。
- 根据孩子体温给孩子穿衣服，最好保持恒温，避免忽冷忽热。
- 家长不要抽烟。

生病和免疫力到底有没有关系？

有的孩子基本每个月都会感冒一两次，让家长非常担心，怀疑孩子是不是免疫力太差了，应该给孩子补充些营养物增加免疫力；而有的孩子一年也不感冒，家长又担心会不会孩子不生小病、免疫力得不到锻炼，一生病就是大病！非要带孩子检查身体，查出个什么小毛病才放心。

唉，家长们太焦虑啦！免疫力和生病到底有没有关系呢？为了让家长们安心，先说结论：孩子只要生长发育正常，每年感冒发热八九次，或者好几年都不感冒发热，都是正常的，说明孩子的免疫功能是良好的，没有免疫缺陷病，也不会生大病，不用担心！

什么是免疫力？

免疫力简单地说就是人体保护自己的能力，人体的免疫系统能识别对自己有害的东西，不让它们进入体内；如果进入体内了，就动员免疫细胞消灭它们。人体的免疫系统不仅能消灭外来的坏东西，还能识别并消灭人体内的衰老细胞、变异细胞等。

免疫力分为两种，一种是天生就有的，叫作先天性免疫力，也叫作固有免疫力，包括各种组织屏障（皮肤和黏膜系统、血脑屏障、胎盘屏障等）、免疫细胞（如吞噬细胞）和免疫分子（如补体、细胞因子、酶类物质）等，如皮肤能阻挡外界的病原进入体内、鼻黏膜能黏住进入鼻腔的病原并通过清洗鼻腔把它们排出去、胃酸能把进入消化道的病毒烧死、吞噬细胞能把病原吞噬后消灭、溶菌酶能溶解细菌。因为这种免疫功能是针对所有"坏蛋"的，不是针对某一个"坏蛋"的，所以也叫作非特异性免疫。第二种免疫力不是天生就有的，需要后天经过感染（病愈或无症状的感染）或预防接种才能获得，因此，叫作获得性免疫力，也叫适应性免疫力。这种免疫力比较专一，只对付一种"坏蛋"，所以也叫作特异性免疫。

这两种免疫方式互相配合，保护人体。如果病原冲破第一道防线

（先天免疫中的各种屏障），那么人体还有第二道防线（先天免疫中的吞噬细胞＋溶菌酶）消灭它们，如果第二道防线也被突破了，病原进入人体内部了，那么第三道防线（获得性免疫）开始工作。这两种免疫方式环环相扣，缺一不可，少了哪个都会出大事。

免疫系统是如何工作的？

■ 阻止病原进入人体

病原要想进入人体，首先遇到的是第一道防线——先天免疫中的各种屏障：先是皮肤挡住；如果想从鼻腔进入，被鼻毛拦住一大部分，再被鼻涕黏住一部分，被扁桃体（如腺样体即咽扁桃体）拦住一部分，再被气管上的纤毛扫出来一部分，再被痰液等咳出来，基本没有能够进入肺里的；如果想从口腔进入，也会被扁桃体拦住（所以大家知道扁桃体为什么会经常增大了吧），经过口腔进入胃里的，会被胃酸烧死。

■ 病原进入细胞前

如果病原真的进入身体内部了，比如深入鼻黏膜、咽喉等处，这时血液中的白细胞就会冲过来干掉这些"坏蛋"。白细胞包括"五小强"：中性粒细胞、嗜酸性粒细胞、嗜碱性粒细胞、淋巴细胞、单核细胞（见本书第45页图1-10）。

如果是细菌，中性粒细胞会飞快地从血液中渗出到感染部位，吞噬细菌和被感染的细胞。吞了十几个后，自己受不了了，就会启动溶解酶，溶解细菌、被感染的细胞，同时自己也被溶解掉，从肉眼看就是会有脓液的表现。

如果是病毒，中性粒细胞也会赶过来。因为病毒攻击细胞后，细胞就会不舒服，会启动炎症反应，只要有炎症反应，中性粒细胞就会在血液中大量生成，并被吸引到炎症处，但是来了没用，攻击不了病毒，24小时左右中性粒细胞就死亡了。

那么病毒由谁来杀灭呢？是单核细胞和淋巴细胞。单核细胞在血液中成熟后，就变成了巨噬细胞即巨大的吞噬细胞。这种细胞很厉害，无论是细菌、病毒、受伤和变异的细胞，都能吞掉，然后将其溶解。吞噬细菌的能力比中性粒细胞高 5 倍，但数量少、行动慢，总体上杀伤能力还是比中性粒细胞差很多。但是，巨噬细胞能吞噬病毒这种中性粒细胞搞不定的病原，虽然吞噬病毒后不一定能完全消灭，而且消灭得比较慢，但是巨噬细胞能把吞噬过的病毒的特征标记下来，告诉树突状细胞，之后再传递给杀灭病毒的主力——淋巴细胞，这样淋巴细胞就能快速、大量地杀灭病毒了。

淋巴细胞是杀灭病毒的主力，但是有个问题，它们中的大部分无法准确识别病毒，必须依靠树突状细胞标记的信号。一旦得到信号了，它们就会迸发出强大的战斗力，分工明确地消灭病毒。

淋巴细胞在骨髓中产生，主要分为 3 种：T 淋巴细胞（T 是英文胸腺 Thymus 一词的首字母，因为这种淋巴细胞要进入胸腺才能成熟），B 淋巴细胞（B 是英文骨髓 Bone marrow 一词的首字母，这种淋巴细胞不需要胸腺，在骨髓中就能成熟），NK 细胞（NK 是英文自然杀伤细胞 Nature Killer cell 的首字母，这种细胞能自己认清病毒，不需要巨噬细胞的帮助）。

如果病毒还没有进入细胞，主要靠 B 淋巴细胞消灭。B 淋巴细胞不是去和病毒直接战斗，而是从巨噬细胞那里得到信号后，产生针对该病毒的抗体，阻止病毒和人体细胞结合。因为病毒和人体细胞结合后，会把自己体内的遗传物质运输到人体细胞内，在人体细胞内大量复制。抗体阻止病毒与人体细胞的结合，病毒就无法复制，也就不会导致疾病产生了。经过以上一系列反应，抗体叫来吞噬细胞，让吞噬细胞把这些病毒吞下后消灭，间接地消灭病毒。

B 淋巴细胞产生的抗体分为 5 种，包括免疫球蛋白 G（简称 IgG）、免疫球蛋白 A（简称 IgA）、免疫球蛋白 M（简称 IgM）、免疫球蛋白 D（简称 IgD）和免疫球蛋白 E（简称 IgE），其中和 IgG、IgA、IgM 和杀灭病原关系最大。

孔大夫说

什么是抗体？

抗体是针对这一种病毒产生的免疫球蛋白，只攻击这一种病毒，非常有效，能快速消灭病毒，并且还能在身体里面存留一段时间，等再次接触同样的病毒，就能立即唤醒杀灭病毒，而不出现疾病的症状了。

● IgA 主要存在于唾液、乳汁、泪液、消化道液体、生殖器黏膜液体中，保护这些部位。母乳喂养的妈妈能把自己身体里的 IgA 通过乳汁喂给孩子，使其在孩子消化道中存留一段时间，能减少孩子消化道感染性疾病的发生。

● IgG 是人体含量最多的免疫球蛋白，在杀灭病毒方面有非常重要的作用。IgG 是唯一能通过胎盘传给宝宝的免疫球蛋白，在宝宝体内能存在 6 个月左右，保护宝宝度过出生后危险的前 6 个月，所以孩子在这段时间基本上不会发生感染性疾病。宝宝出生 6 个月后，这种免疫球蛋白就逐渐降解消失了，这时宝宝缺乏这些抗体的保护，感染性疾病的发生就会逐渐多起来。但是，经过每次感染，身体都会产生相应的 IgG 抗体，这些人体自身产生的抗体在体内存在的时间较长，能很好地保护自己。

● IgM 是孩子自身最早产生的免疫球蛋白，感染病原后，B 淋巴细胞首先产生这种免疫球蛋白去杀灭病原，比 IgG 的产生早多了，但是产生得早，消失得也早，不能提供长久的保护。

从上文的介绍可以看出，各种免疫球蛋白分工明确，协同作战，共同消灭病原，而且这些抗体除了杀灭病毒外，对细菌也有杀灭作用，非常给力！在病原进入细胞之前将其消灭非常重要，所以，抗体在免疫功能中有非常重要的作用。

■ 病原进入细胞后

上面提到的是人体如何消灭没有进入细胞的病毒，如果病毒进入细胞了怎么办呢？

首先是 NK 细胞，它会杀灭被病毒感染的细胞，因为它们认识病毒，知道哪些细胞被感染了，直接上去就打，但是 NK 细胞杀灭病毒的速度没有病毒的复制速度快，需要帮助，这时就该 T 淋巴细胞出场了。

其次是 T 淋巴细胞，它在第一次接触病毒时，是不认识病毒的，被称为原始 T 细胞，待其接收巨噬细胞提供的信号后，才能识别病毒，变成致敏 T 细胞（也叫效应 T 细胞），这种细胞就有杀灭病毒的功能了。

效应 T 细胞根据功能的不同，分为辅助 T 细胞（CD4+）和细胞毒性 T 细胞（也叫杀手 T 细胞，CD8+）。细胞毒性 T 细胞能分泌淋巴因子，把含有病毒的细胞打个孔，这样含有病毒的细胞很快就被溶解了，里面的病毒也就跟着被溶解了。辅助 T 细胞也能分泌细胞因子，能把 B 淋巴细胞、巨噬细胞等吸引过来帮助杀灭病毒，还能增强它们的功能。

效应 T 细胞中的部分细胞能记住这种病毒，当下次这种病毒进入体内后，能快速启动并消灭这些病毒，称为记忆 T 细胞，这对人体免疫功能的稳固非常重要。

哈哈，看到这里，你是否对 CD4+、CD8+ 有些疑惑呢？不要着急，这就解释，CD 不是唱片的意思，而是 cluster of differentiation（分化簇）的缩写，就是 T 细胞表面的受体，能和巨噬细胞结合，接受其提供的信息。

所有的 T 淋巴细胞上都有 CD3+，所以，T 淋巴细胞也简称为 CD3+。再细分一下，辅助 T 细胞都有 CD4+，可以称为 CD3+CD4+，细胞毒性 T 细胞可以称为 CD3+CD8+；所有的 B 淋巴细胞上都有 CD19+，所以，B 淋巴细胞也简称为 CD19+；同理，自然杀伤细胞被称为 CD16+CD56+。

是的，孩子经常生病就是免疫力弱，但相对于他们的年龄是正常的。

孩子出生时，其免疫器官、免疫细胞都已发育成熟，但功能尚不完善。就像新兵蛋子和百战精兵的区别，虽然新兵蛋子也有枪，但是战斗力根本不能和百战精兵相提并论。

大部分孩子在 6 月龄后，通过胎盘从妈妈那里获得的抗体逐渐消耗殆尽，自身的免疫力会减弱，但与此同时，孩子的活动范围在扩大，接触的病毒、细菌会增多，当然会逐渐出现各种感染性疾病。

研究发现，6 岁以下的孩子平均每年感冒 6～8 次。在 9 月至次年 4 月这一感染高发期，感冒次数多达 1 个月 1 次，每次可能持续 2 周。这样算下来，一个健康的儿童一年中可能有半年的时间在生病，但这并不是异常的，不提示孩子免疫力低下或者有缺陷。

孩子不断地成长，免疫系统不断经受各种病毒、细菌的洗礼，不断产生相应的抗体，在 10 岁左右孩子的免疫力能达到成人的水平。

免疫缺陷，通俗地讲就是免疫系统出问题了，主要特点是：

● 不能打败各种病原，比如细菌或者病毒，一旦被感染就很难恢复。

● 不能识别体内有问题的细胞，这些细胞不能被消灭，就会出现异常复制，导致癌症等问题；异常细胞不断复制增殖，在不该生长的地方生长，并且消耗人体大量能量。

● 不能正确识别正常的组织，会攻击正常的身体组织，导致自身免疫病（自己打自己，把自己给免疫了），比如系统性红斑狼疮、类风湿关节炎等。

所以，免疫缺陷病的3大特点是：感染总不好，肿瘤高发，易患自身免疫病。

如果患儿临床具备以下2条或2条以上表现，要警惕免疫缺陷病：

● 1年内中耳感染次数＞4次。

● 1年内严重鼻窦感染＞2次。

● 抗生素治疗2个月疗效不佳。

● 1年内患肺炎＞2次。提醒下家长，要注意必须是真正的肺炎啊，现在有些地方医院肺炎诊断太宽泛了，拍个片子提示肺纹理粗就说是肺炎，至少让医生听到孩子肺内有湿啰音才算。

● 婴幼儿体重不增加或生长发育极度迟缓。

● 反复发生皮肤深部或器官脓肿。

● 持续发生鹅口疮或皮肤真菌感染。1岁以内患鹅口疮的宝宝，不规范治疗后复发的不算。

● 需要静脉应用抗生素以清除感染灶。口服几天就好的不算。

● 身体发生2处以上顽固性感染（包括败血症）。

● 有原发性免疫缺陷病的家族史，比如家里有亲属婴幼儿期死亡或被诊断为免疫缺陷病的。

如果是遗传问题导致的免疫功能损伤，称为原发性免疫缺陷病；如果不是遗传性的，而是疾病等原因（比如感染病毒后身体变弱）导致的，属于继发性免疫缺陷病。

原发性免疫缺陷病一般是长期性的，需要一直治疗。继发性免疫缺陷病多是暂时性的，当原发疾病得到治疗后，免疫缺陷能得到纠正，但也可以是终生性的，比如患癌症后的免疫缺陷问题，会影响终生。

整个免疫系统是联合起来一起杀灭病原的,其中一个环节出现问题,就可能导致免疫功能缺陷。所以,在诊断是否有免疫缺陷病时,要明确孩子体内的各种细胞是否有问题,比如是否减少、是否数量正常但功能异常。

原发性免疫缺陷病是最常见的,也是最严重的,是医学研究的重点。目前的统计发现,原发性免疫缺陷病最常见的是抗体缺陷问题:B淋巴细胞有缺陷导致的约占 50%;T淋巴细胞有缺陷的约占 10%;以上二者都有问题的联合免疫缺陷约占 20%;其他的吞噬细胞、中性粒细胞有缺陷的约占 18%;补体有缺陷的约占 2%。

补体是一种蛋白质,有增强吞噬细胞的吞噬功能、中和毒素、细胞溶解作用,它们自成一套系统,也是免疫系统的重要组成部分。

需要注意的是,原发性免疫缺陷病并不是一生下来就发病,多随着孩子生长逐渐表现出来,大约 40% 在 1 岁以内发病,40% 在 5 岁以内发病,极少部分在成年期才发病。所以,如果孩子在五六岁时才出现症状,也要考虑免疫缺陷病。

如果孩子有免疫缺陷的相关症状,需要明确是否有原发性免疫缺陷病,可以进行以下检查。

● 血常规检查,看中性粒细胞数目、淋巴细胞数目是否减少。

● 进行抗体检查(IgG、IgA、IgM),看数量是否减少;看 B 淋巴细胞功能是否有问题。

● 进行 T 淋巴细胞、B 淋巴细胞、NK 细胞亚群分析,能明确这些具体的淋巴细胞数量是否减少。

● 进行四唑氮蓝试验,明确中性粒细胞的吞噬功能是否正常。

● 查血检查补体,明确是否有补体缺乏问题。

● 进行胸腺超声检查,明确是否因为胸腺发育不好导致 T 淋巴细胞不成熟。

● 进行基因检查，明确是否有已知的基因缺陷。

通过以上检查，基本就能查明所有的免疫缺陷病，比如儿童 X- 连锁无丙种球蛋白血症、普通变异型免疫缺陷病、严重联合免疫缺陷病、DiGeorge 综合征、湿疹血小板减少伴免疫缺陷综合征，至于每种疾病到底如何诊断，请专业的医生评估即可。

宝宝不生病免疫力就强吗？

有些家长会说："我家孩子从来不生病，免疫力特别强。"其实这种说法也不准确，是否生病，是免疫力和病原对抗的结果。病原入侵人体后，免疫系统首先会识别病原，之后产生各种抗体，联合各种免疫细胞将病原消灭；另外，还会产生记忆细胞，当同种病原再次进入人体时，会立即产生相应的抗体，非常快地消灭该病原，就不会出现疾病症状或者症状非常轻很快就好了。如果病原量非常大、毒性比较强，那么症状就会比较严重，持续时间会比较长，还有可能需要去医院治疗。孩子从来不生病，主要有以下两方面的原因。

一是孩子没接触过病原。儿童的感染性疾病都是病原侵入身体导致的，这些病原包括病毒、细菌、支原体等。如果孩子不接触这些病原，即使有免疫缺陷也不会生病。有些小宝宝一直被家长圈在家里，很少接触外界环境，也很少接触别的小朋友，家里面又每天消毒、灭菌，感染病原的可能性很小，因此基本不生病。问题是，孩子长大了肯定要接触外界环境的，需要上幼儿园、上小学，到那时孩子会接触到大量的病原，还是会把生病这堂课补上的。

二是孩子的免疫系统经过锻炼。所有孩子的免疫系统都要经过锻炼功能才会更加完善，没有天生免疫功能就完善的。有些孩子经常接触少量的病原刺激，虽然没有达到致病的程度，但是会刺激免疫系统，使其产生相应的抗体。这样，即使以后再接触大量的这种病原，孩子也不会表现出疾病症状，这就是这些孩子不生病的原因。

有些家长怕孩子不生小病，免疫系统一直不工作，一旦生病就是大病。这种想法是错误的，孩子不生小病，免疫系统也在一直工作，没有偷懒，只是它做得非常好，把问题都处理了，你感觉不到疾病的症状而已。

如何提高孩子的免疫力？

没有什么提高孩子免疫力的灵丹妙药，如被广泛用于儿科、耳鼻喉科和皮肤科的匹多莫德，并没有太多值得信服的大样本临床试验数据证实此药的有效性和安全性，大家不要花那个冤枉钱。提高孩子的免疫力，还是应该踏踏实实地从以下几方面做起：

● 均衡饮食。各种营养元素搭配合理，为免疫系统建设提供原材料。

● 适当运动。运动能调整孩子体内蛋白质、脂肪等组成比例，更好地建设免疫系统。

● 适度接触病原。家里不使用消毒剂，经常带孩子外出接触大自然，让孩子能接触到小剂量的病原，刺激免疫系统产生相应的抗体但又不至于生病。家里也可以养个宠物如小狗，宠物会经常出去玩，爪子上会带一些病原，孩子可以通过接触这些少量的病原提高免疫力，也可减少过敏性疾病的发生。

● 按时接种疫苗。疫苗可以刺激身体产生相应的抗体，但又不会导致疾病的发生。

● 坚持母乳喂养。推荐母乳喂养至宝宝 1 岁，如果能坚持到宝宝 2 岁更好。母乳富含抗体，能帮助孩子少受感染性疾病的侵袭。

总之，不用担心，有免疫缺陷的孩子非常少，大部分孩子虽然会间断地感冒发热，但都是健康的。

- 孩子每个月都感冒发热，一般不是因为有免疫缺陷，而是不断接触不同的病原、锻炼自身免疫系统的过程。
- 没有可以提升免疫力的灵丹妙药，可以通过均衡饮食、适当锻炼、适度接触病原、按时接种疫苗、坚持母乳喂养等方法提高孩子的免疫力。

💊 **网友精选留言**

Q：孔大夫，在呼吸道合胞病毒一节您提到的呼吸道病毒感染算不算是感冒呢？

A：看感染到哪里了。感染到喉以上，就是上呼吸道感染，那就是病毒性感冒；感染发展到喉以下，就是下呼吸道感染，就不是感冒了。

Q：宝宝 2 个月开始起湿疹，伴随糠疹，目前 7 个月了，医生诊断是特异性皮炎。宝宝的情况属于免疫缺陷吗？应该带他去做什么检查？如何治疗？国内哪个医院看最靠谱？求答！拜谢！

A：您宝宝的情况不属于免疫缺陷，到儿童皮肤科治疗就行啦。严格做好保湿，不是大问题。不放心去省级医院看看就行。

Q：孔医生，我想问一下，有没有孩子的抵抗力比成人弱这种说法？随着抵抗力增强，过敏的症状会改善，这种说法对吗？过敏和免疫力有关系吗？

A：孩子的抵抗力确实比成人弱。没有"随着抵抗力增强，过敏的症状会改善"这种说法，但随着孩子长大，大部分食物过敏现象都消失了。过敏是免疫功能的一种混乱状态，不是免疫力低下。

Q：您好，我们家小孩有特应性皮炎，身上有好几处皮肤感觉好长时间了都好不了的。皮肤科医生说是皮肤问题，不存在免疫力缺陷方面的问题。是否要查一查？

A：特应性皮炎和免疫力低下没关系，除非是湿疹同时伴有血小板减少，如果是这个问题，孩子可能生后就出现紫癜、血便、血尿等问题，要考虑湿疹血小板减少免疫缺陷综合征。

Q：孩子一被蚊子或虫子叮咬就起一个硬硬的大包，而且很久都好不了，这是怎么回事？

A：这是炎症反应比较重的表现。

Q：两岁的宝宝起荨麻疹，网上说免疫力增强了就不起了，没有其他治疗方法。荨麻疹也和免疫力有关系吗？

A：得荨麻疹与免疫力没有关系。

Q：我家娃两个多月时就患湿疹，现在5岁多了还会有湿疹，对花生、西红柿急性过敏，对鸡蛋白慢性过敏，每天晚上抓痒厉害，生下来到现在疫苗只打了3针，到很多医院就诊，都说没有办法根治，这是怎么回事啊？

A：这是过敏，属于免疫反应的一部分，不是免疫力低。

Q：我家宝宝有肛周脓肿，社区医院说是免疫力缺陷，不给打预防针。到医院查血也有一个指标不达标。该怎么办？

A：肛周脓肿不是免疫力缺陷，不使用口服的脊髓灰质炎疫苗，其他疫苗可以正常注射。

Q：孔医生，您好。我家孩子现在不到4个月，35天左右得过肺炎，然后就一直鼻塞。查过免疫球蛋白A、免疫球蛋白G、免疫球蛋白M和补体c3、补体c4，以上指标都低，中性粒细胞绝对值下降，淋巴细胞和单核细胞绝对值都升高，嗜酸性粒细胞值也下降。请问孩子这么小需要做什么检查能确定是免疫缺陷病呢？

A： 这些指标稍微降低不是免疫缺陷病，显著降低且伴有临床表现才能确诊。目前不需要复查，继续观察孩子表现。

● 去年我儿子也得了支原体肺炎，咳嗽了4个月，是阵发性咳嗽。之前很疑惑怎么会咳嗽这么久！？看了好多次医生，医生也没有说为什么，只说是迁延性的。现在知道是黏膜损伤造成神经裸露、敏感，这也解释了为什么他在跑跳之后咳嗽明显，平静时一天可能都没咳几声，我还一度以为他是哮喘呢，看来不是。

● 第一次打赏送给您，以表心意！全看完了，很认真，对照着医院的检查结果。娃1岁7个月，因为肺炎支原体感染住院8天，刚刚出院。全家人焦头烂额，满满的无力感，孩子也被折磨得够呛！即使出院了依然担心未来的复发和可能引起的哮喘的问题，今天学习了这些内容，特别感谢！解释细致、通俗易懂，已收藏、已关注，以后也会经常再读，再次感谢！

● 全看完了，自从有了娃，这学习态度都快赶上备战高考了！

● 真不容易啊写这么多字，赞一个！看到最后发现没有那么可怕，也就放心啦。

● 第一次看到如此详尽的科普文章，谢谢！

● 单身女青年认真地读完了整篇文章，很多知识点对成年人也有一定的参考和指导作用。

● 虽然有点儿难懂，但是很愿意多学习一些医学方面的知识，在家人生病时不至于束手无措。

Chapter 2

令人谈虎色变的流行性感冒

流行性感冒，简称流感，因为其发病有明确的季节性，所以也称为季节性流行性感冒。与普通感冒相比，流感极易传播并且危害更大，历史上数次流感大流行，每次都导致成千上万人死亡，所以一定不能忽视流感。

2017 年末至 2018 年初，我国流感发病率明显高于往年，患流感的孩子特别多，甚至出现了药物断货的问题，家长们特别恐慌。如何知道孩子是否患了流感呢？如何治疗最合适？怎么预防流感？流感疫苗到底如何接种？这一章咱们好好讲一讲。

孩子的免疫力是如何与流感战斗的？

孩子们感染流感病毒后，会出现的各种症状，这都是自身免疫系统和病毒战斗的结果，比如孩子发热、病恹恹的；比如孩子胃口不好；比如孩子流涕、咳嗽。那到底是如何战斗呢？我下面给大家讲讲。

为了限制病毒，孩子开始发热

流感病毒是从孩子的鼻腔进入体内的，进入体内细胞后，病毒获得了大量繁殖所需要的材料，就开始大肆复制。这里给大家说明一下，病毒在自然界中没法复制，因为其无法从外界获取食物材料之类的，离开了活体细胞就什么生命功能都没有了。

37℃的正常体温是最适合病毒复制的温度，病毒进入体内后，会被免疫系统所识别，为了阻止病毒复制，孩子的免疫系统会命令身体升高体温，拼着自己不舒服，也要减少病毒的复制，所以，孩子发热是身体主动的行为，而不是病毒侵犯人体导致的。

既然发热的目的是好的，那么就不要孩子一发热就急切地给孩子退热了。如果孩子精神状态挺好的，发热没有让孩子不舒服，那就等一会儿，让其发挥些作用，但是如果孩子出现了打蔫或者比较烦躁的表现，那就需要使用退热药了，关于退热药的使用详见本书第页"Chapter 6 退热首选退热药"。

另外，3 月龄以下的孩子，只要发热了，就需要立即就医。

发热 1~2 天后，孩子开始流鼻涕、咳嗽

发热虽然能限制病毒复制，但毕竟是比较被动的，想真正消灭这些病毒，还得主动出击。病毒首先会附着在鼻腔处，这时鼻腔黏膜细胞就会肿大，分泌更多的分泌物，也就是鼻涕，目的是将这些病毒冲走，开始时，流的是清水鼻涕。之后，血液里面的中性粒细胞会先被大量运输到鼻腔，目的是消灭这些部位的病原，但是来了之后，发现是病毒，因为其太小了，中性粒细胞搞不定，但是又回不去了，逐渐地就自己溶解了。再之后，探明情况的免疫系统会派出巨噬细胞，巨噬细胞就是单核细胞的成熟体，意思是巨大的吞噬细胞，能将流感病毒、被流感病毒入侵的细胞统统吞掉，之后溶解掉。

溶解的中性粒细胞和巨噬细胞，夹杂着病毒，混合在分泌物里，就把鼻涕逐渐变得浓稠起来，颜色也变为黄绿色。

从这里咱们知道，鼻涕变成黄色不是细菌感染的标志，同时也知道流涕也是向外排出有害物的方式，不要孩子一有鼻涕就想用药止住鼻涕哦。

巨噬细胞虽然能吞噬病毒，但是速度太慢，好处是能把病毒的信息报告给树突状细胞，之后再告诉给淋巴细胞，这是消灭病毒的主力。

淋巴细胞分为 T 淋巴细胞和 B 淋巴细胞两种，T 淋巴细胞能分泌淋巴因子，把含有病毒的细胞打个孔，这样细胞很快就溶解了，里面的病毒也就跟着溶解了。因为 T 淋巴细胞在杀灭病毒的过程中会损伤

细胞，所以，在咽喉处的细胞被大量攻击后，就会出现嗓子痛、咳嗽的表现。

孩子咳嗽的同时，能将鼻涕、咽喉分泌物等咳出体外。对于小婴儿，他们还不会咳嗽，但有时能将分泌物吞咽到胃里面，最后经过大便排出，这也是一种很好地排出病毒以及分泌物的方法。

所以，就不要孩子一出现咳嗽就止咳，但是如果咳嗽非常严重，已经影响孩子的睡眠和生活了，就需要止咳了，具体方法详见本书第196页"如何缓解孩子的咳嗽症状？"。

最后一击，B淋巴细胞开始大量分泌抗体

上面咱们说淋巴细胞里面还有B淋巴细胞，这个细胞的作用是采集到病毒的信息后产生大量的抗体，其部分结构正好和病毒贴合，这样把病毒包裹着，病毒就无法与细胞结合了，从而不能复制，慢慢就死亡了；同时抗体能叫来吞噬细胞，加快吞噬细胞的速度，间接地消灭病毒。

以上就是人体免疫系统对抗流感病毒的过程，也是一般情况下病毒感染都无须治疗且能自行缓解的原因，但是对于严重的流感或者是2岁以内孩子的流感，我还是建议使用抗流感药，具体见本书第93页"奥司他韦：预防和治疗流感的首选药"。

医生如何确诊流感？

流感的典型表现，前面已经讲解过。如果孩子只是发热（多是高热），呼吸道表现如鼻塞、流鼻涕不严重，年龄大一些的孩子还可能有身体酸痛、头痛等表现——如果是这种情况，很有可能是流感。那么医生如何确诊流感呢？

流感无法通过血常规检查确诊，即使发病1～2天后进行血常规检查，也只能大体上区分是病毒感染还是细菌感染，不能分辨是哪种细菌、哪种病毒感染。再提示一下家长，血常规的表现有滞后性，孩子有发热症状后血常规的表现不会很快发生改变，所以发热24小时内进行

血常规检查没有意义（除非孩子是严重感染，比如孩子发热的同时，出现精神状态异常，有昏睡、昏迷或者尖叫表现，或者孩子一直病恹恹的，躺着不起床，叫醒一会儿就又接着睡）。如果要检查血常规，也建议发热 24 小时后再查。

医生可以通过检查孩子的鼻涕或咽喉分泌物明确是否患流感。操作很简单，就是用鼻拭子或咽拭子取孩子的鼻涕或咽喉分泌物送检，目的是检测流感病毒的抗原，一般 15～30 分钟出结果。目前医院通过这项检查能检测出是甲型流感还是乙型流感，但不能明确是甲型流感或乙型流感的哪种具体分型和病毒株，但就治疗和检测而言，知道是甲型流感还是乙型流感就可以了。

提醒一下，进行这项检查时，棉签要进入鼻腔比较深的地方，多少会让孩子感觉不适。如果孩子发热两三天了，在鼻腔前部取一点儿鼻涕也行。

抗原和抗体不同，抗原存在于病毒表面，有病毒就会有抗原，可以比较早地被检测出来；抗体是身体免疫系统分泌出来对抗病毒的，出现得会晚一些，有时检测早了，虽然病毒抗原呈阳性，但抗体检测不出来。一般鼻咽拭子明确检测出流感病毒抗原，就可以确诊是流感；如果没有查出流感病毒抗原，但孩子的表现非常像流感，这时还不能排除流感的可能，因为这项检查只有 50%～70% 的准确性，有时候取样不标准、检测不规范、病毒量不够等可能会导致明明感染了流感病毒却没查出来，这时可请医生结合孩子的病情加以判断。

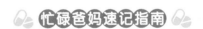

忙碌爸妈速记指南

- 如果症状特别像流感，建议进行鼻咽拭子检查明确诊断。
- 血常规检查不能明确流感。

患流感，这些药物都别用！

我想告诉大家的是，板蓝根、感冒清热颗粒、蓝芩口服液、小儿柴桂退热颗粒、小儿豉翘清热颗粒等人们普遍认为有抗病毒作用的药物，对治疗和预防流感一点儿效果都没有！

静脉输注炎琥宁、喜炎平等中药同样没有效果，反而副作用不少，也不能使用。就诊前不要自行使用这些药，就诊后如果医生开了这些药，可以直接扔掉。

再次，有些地方的医院会使用金刚烷胺与金刚乙胺，甲型流感对这两种药物高度耐药，并且这两种药物对乙型流感无效，所以也不要使用。

进入流感高发季之后，不少家长在后台留言询问利巴韦林的使用，表示孩子生病去医院，医生给开了利巴韦林作为治疗药物。我多次强调过，利巴韦林无论是静脉输注还是喷雾给药或口服，对于治疗流感都没有效果，而且还可能产生严重的副作用，不要使用！

■ 对于儿童常见病利巴韦林没有作用

利巴韦林是一种抗病毒药，国内又叫病毒唑。可能名字里有"病毒"二字，所以很多人都把它当成万能的抗病毒药。实际上，利巴韦林真正可以治疗的疾病只有下面两种：

● 口服制剂只用于联合治疗成人丙型肝炎。

● 喷雾制剂仅适用于呼吸道合胞病毒引起的重症下呼吸道感染（注意：不是普通的上呼吸道感染）。

根据国家食品药品监督管理总局在 2006 年对利巴韦林颗粒说明书的修改，可以看到在儿童用药一栏，写着"目前尚缺乏详细的研究资料"。即便说明书中标注可以"用于流行性感冒的预防和治疗"的利巴韦林喷雾剂，在儿童用药一栏也写着"未进行该项试验且无可靠参考文献"。这也就意味着，普通感冒、流感、轻度手足口病、急性感染性腹泻等儿童常见疾病，服用利巴韦林根本没有科学依据！

此外，在国家卫健委发布的《流行性感冒诊疗方案（2018 修订版）》中，可用于抗流感病毒的药物只有奥司他韦、扎那米韦、帕拉米韦这 3 种药，并没有利巴韦林。

■ 利巴韦林为何被滥用？

在我国，似乎利巴韦林成了针对孩子生病的万能神药。2014 年，兰州某幼儿园表示为了预防手足口病，给孩子集体使用利巴韦林喷雾。（新华网 2014 年 3 月 25 日刊发新闻）

事实上，目前我国除了针对普通民众的医学常识的专业科普极度匮乏，医疗一线对于相关知识的更新也十分滞后和混乱。

目前我国已有的利巴韦林剂型近 10 种，包括片剂、注射剂、颗粒剂、喷雾剂、含片等。不同剂型的适应证也是各种各样，例如呼吸道合胞病毒引起的病毒性肺炎与支气管炎、流行性感冒、疱疹性口腔炎、皮肤疱疹病毒感染、流行性出血热和拉沙热等。

我在查看了各类利巴韦林剂型的说明书后，甚至发现不同厂家、同剂型的适应证是不一样的。以利巴韦林含片为例，有的厂家标注适应证是治疗流行性感冒，有的厂家却标注适用于呼吸道合胞病毒引起的病毒性肺炎和支气管炎。

某种程度上而言，国家在利巴韦林的监管标准上比较宽松，而这也直接导致利巴韦林的滥用。在美国，利巴韦林只有雾化吸入和口服两种给药方式。雾化方式只批准用于呼吸道合胞病毒引起的重度下呼吸道感染，通常不用于治疗普通上呼吸道感染即我们常说的病毒性感冒。口服方式不推荐给 3 岁以下的幼儿使用。

■ 利巴韦林滥用风险大

服用利巴韦林对于儿童常见病没有任何正面作用，如果也没有坏处倒也算了，能让家长们图个安心也行，但是利巴韦林的副作用和风险却让我必须提醒各位家长，不能随便用！

患者在口服治疗后最初 1 ～ 2 周内可能会出现血红蛋白下降，其中约 10% 的患者可能伴随心肺方面的副作用。

如果孩子恰好患有地中海贫血或镰状细胞贫血，而医生在不知情的情况下开了利巴韦林，就有可能引发心肌炎，造成的伤害可能是致命的。

此外，利巴韦林具有遗传毒性和生殖毒性。它会引起胎儿先天畸形或死亡，在治疗开始前、治疗期间和停药后至少 6 个月，服用利巴韦林的男性和女性均应避免怀孕。也不推荐哺乳期妇女服用，少量药物可经乳汁排泄，对孩子有潜在的危险。

美国食品药品监督管理局（简称 FDA）对妊娠药物分级中，利巴韦林是最危险的 X 级。

在世界卫生组织药品不良反应数据库中，有关利巴韦林的不良反应报告共 8600 余例（截至 2006 年），涉及不良反应 26000 余例（1 例可出现多种不良反应）；不良反应除了溶血性贫血外，还有胎儿异常、畸形、肿瘤等。

所以说，利巴韦林真的不能随便用，如果今后还有医生随意让孩子服用利巴韦林，妈妈们一定要提出质疑：

- 我们家孩子是感染了呼吸道合胞病毒吗？

- 我们家孩子是下呼吸道感染吗？

如果不是，请不要给孩子使用利巴韦林！

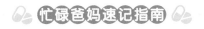

- 含有板蓝根成分的中成药对治疗流感无效。
- 建议使用奥司他韦治疗流感。
- 一定不要给孩子滥用利巴韦林。

奥司他韦：预防和治疗流感的首选药

孩子患了流感用什么药物治疗呢？目前可以使用的药物有口服的奥司他韦（进口的商品名为达菲，国产的商品名为可威）、吸入的扎那米韦和静脉给药的帕拉米韦。但是，扎那米韦7岁以上的儿童才能使用，并且部分患呼吸道疾病的儿童如哮喘患儿，使用之后可能会诱发支气管痉挛，所以不能使用；有牛奶蛋白过敏史的儿童也不能使用，因此，该药目前使用较少。帕拉米韦可以用于2岁以上病情不是很严重的（不需要住院，发病2天以内）流感患儿，但因为需要静脉给药，需要医生开药，家长无法自己操作。所以，记住如何使用奥司他韦就可以了。

奥司他韦能把流感病毒黏附在细胞表面，不让病毒进入细胞内完成复制和释放，从而减少体内病毒的数量。病毒的数量少了，对身体的刺激就会减轻，就能缩短发热和其他症状的持续时间，一般可以缩短1～3天的病程，让孩子少受些罪。同时研究发现，奥司他韦还可降低发生并发症（中耳炎、肺炎和呼吸衰竭）的风险。

FDA已批准，出生14天以上的新生儿若患流感就可以使用奥司他韦治疗，如果用于预防仅批准1岁以上的儿童使用，但美国儿科学会（简称AAP）和美国疾病预防控制中心（简称CDC）已经批准该药用于3月龄以上婴儿的流感预防。所以，出生14天以上的新生儿可以使用奥司他韦治疗流感，3月龄以上的婴儿可以使用奥司他韦预防流感。

有些家长会说："流感不是自限性疾病吗？为什么要治疗，撑几天就过去了。"话是这么说，但有些人患流感后容易并发其他严重的疾病，如脑炎、肺炎等，所以需要治疗。另外，用药后能减轻症状，让患者感觉舒服，所以，目前还是推荐患病后使用该药。

只要有流感症状，不管是否查出流感病毒抗体，都可以服用奥司他韦，以免耽误治疗。为什么呢？因为奥司他韦无法杀死病毒，是通过阻止病毒进入细胞内复制达到治疗的目的，如果用晚了，病毒已经进入细胞内进行复制了，用药的意义就不大了。

表 2-1　奥司他韦口服用法、用量

年龄	体重	治疗（5 天）用药	预防（10 天）用药
成人	–	75mg/ 次，每日 2 次	75mg/ 次，每日 1 次
≥ 12 月龄的儿童	≤ 15kg	30mg/ 次，每日 2 次	30mg/ 次，每日 1 次
	16 ～ 23kg	45mg/ 次，每日 2 次	45mg/ 次，每日 1 次
	24 ～ 40kg	60mg/ 次，每日 2 次	60mg/ 次，每日 1 次
	> 40kg	75mg/ 次，每日 2 次	75mg/ 次，每日 1 次
9 ～ 11 月龄婴儿	–	每次 3.5mg/kg，每日 2 次	3.5mg/kg，每日 1 次
足月出生的 0 ～ 8 月龄婴儿	–	每次 3mg/kg，每日 2 次	3 ～ 8 月龄婴儿 3mg/kg，每日 1 次 不建议 3 月龄以下的婴儿使用

所以，目前推荐症状严重的、住院的、免疫力低下的流感患儿，发病 48 小时内使用奥司他韦（平时健康的孩子，使用奥司他韦的等级是考虑尽快使用，而不是推荐）。如果在发病 12 小时内就使用，可能会使病程缩短 3 ～ 4 天，效果更好！这也是有些孩子使用药物后 1 天就不发热了的原因。发病 48 小时以上才使用也是有些好处的。研究证明，发热 5 天内的孩子使用也有效果，只是没有早期使用那么见效。下列情况，即使发病已经超过 48 小时，也建议使用：

● 病情严重的流感患儿，需要住院的流感患儿，有并发症的高危患儿。

● 平时健康的孩子发病 48 小时之后病情有加重表现。

● 平时健康的孩子怀疑感染流感，家里有小于 6 月龄的弟弟或妹妹。

 孔大夫提醒

奥司他韦治疗流感应连续使用 5 天，预防流感应连续使用 10 天，不要觉得孩子病情有好转就擅自停药。

孩子吃完药呕吐、忘记吃药了怎么办？

奥司他韦的副作用有呕吐、腹痛、出现幻觉等，呕吐最常见，一般吐一次或者开始服用后 1 ～ 2 天有呕吐现象，之后就好了。为了减少副作用，可以和食物一起服用。如果孩子有呕吐的表现，需要再吃一次药吗？这要看孩子呕吐发生的时间。如果孩子吃药的时候就吐了，或者刚吃完立即吐了，可以按照完全剂量再吃一次；如果吃完药过了一会儿才吐，因为不知道消化吸收了多少，就不要补吃了，等下次再吃吧。有些家长可能又要问了："你说的'一会儿'是多长时间啊？"有些药师建议，如果是吃完 30 分钟内吐的，可以全量补齐；如果超过 30 分钟了，就不用补吃了。这个方法比较简单，可以照此执行。

如果忘了给孩子吃药怎么办？如果距离下次吃药时间不足 2 小时（2 次用药间隔 12 小时），就不要吃了；如果多于 2 小时，可以立即给孩子吃。

家里其他人需要预防性使用奥司他韦吗？

目前认为，最好的预防方法还是接种疫苗。所以，孩子感染了流感，常规并不推荐家里其他人使用奥司他韦预防流感，但如果有以下情况，个人建议可以预防性使用奥司他韦（没有找到权威指南）。

● 生病孩子的主要照顾者，如果没有接种流感疫苗，可以预防性使用奥司他韦。主要是妈妈，很容易被传染，并且孩子生病后妈妈又更累。

● 家里的老年人，主要是照顾孩子的奶奶或者姥姥，如果没有接种流感疫苗，可以预防性使用奥司他韦。

● 其他人尽量少接触生病的孩子就行了，比如其他小朋友、爸爸、爷爷。

🍬 忙碌爸妈速记指南 🍬

● 只要有流感症状，不管是否查出流感病毒抗体，都可以服用奥司他韦。

● 为了能让孩子舒服些，推荐发病早期（前 48 小时）给孩子使用奥司他韦。

如何避免家里的孩子相互传染？

如果家里有一个孩子患了流感，其他孩子很难完全隔离，除非让生病的孩子去别的地方居住。如果去爷爷奶奶家，爷爷奶奶也是易感人群，患了流感症状可能更严重，更需要隔离。有些家长说那让爸爸带孩子去宾馆住，这更不可取，不要出去传染别人了，还是住自己家最合适。房间多的家庭最好把孩子们隔离在不同房间。如果有躲避不开的公共区域，如何做好隔离、避免交叉传染呢？

● 生病的孩子尽量戴口罩，口罩不要让其他孩子接触。每天更换口罩，及时扔掉旧口罩。不要让生病的孩子对着别人咳嗽，咳嗽时用纸巾捂住嘴，之后把这种纸巾和孩子擤鼻涕的纸巾放入塑料袋密封，然后集中处理，不要让健康的孩子接触。

● 生病的孩子玩过的玩具、咬过的物品或使用的食具不要让其他孩子接触，应单独清洗，可以使用酒精棉片擦拭消毒或煮沸消毒。

● 生病的孩子居住的房间和公众空间使用 84 消毒液（按照 1 份消毒液加 99 份水的比例配成 500mg/L 的溶液，例如取 5ml 消毒液，加水配成 500ml 就行了）擦地、擦墙面。

● 照顾生病孩子的成人不要换来换去，否则容易将病毒传染给其他孩子。

● 所有家庭成员都应做好洗手的工作，使用 7 步洗手法（详见本书第 18 页）至少洗手 20 秒，使用肥皂洗手。

以上措施至少要坚持 5 天，或者孩子完全没有发热症状后 24 小时，哪个时间长以哪个时间为准。北京市要求患者体温恢复正常、其他流感症状消失 48 小时后才可复工、复课。

理论上隔离期结束孩子们就可以相互接触了，但婴幼儿的排毒期可能长达 1 ～ 3 周，所以仍要注意防护，一般生病 2 周后孩子们相互接触应该问题就不大了。

有什么药物或食物可以增强免疫力、预防流感吗？

虽然孩子可以依靠自身的免疫力战胜病毒，但是在身体和病毒搏斗的过程中孩子会感觉很难受，所以经常有家长问："有没有增强抵抗力的药物和食物，让孩子少生病啊？"很遗憾，目前还没有药物或者食物能够明确促进免疫系统更快、更强地发挥作用。

例如，应用最为广泛的维生素 C 号称能够增强人体免疫力，但这实际上只是一个猜测。因为维生素 C 是细胞内的抗氧化剂，可以稳定细胞内的各种酶类，所以人们猜测维生素 C 可以帮助提高人体免疫力，但是目前试验证明，定期服用维生素 C 不能降低感冒的发病率。

可以安慰各位家长的是，按时接种疫苗、每天户外运动两小时、营养均衡的饮食，可以帮助孩子建立更加强大的免疫系统。除此之外，大部分病毒是通过手这个媒介接触感染的，洗手也是很重要的防御病毒感染的方式。

以下措施可以帮助孩子远离流感。

● 少去人群拥挤处玩耍，少接触生病的小朋友。

● 全家做好洗手工作。家长回家后使用清洁用品（如肥皂、洗面奶、洗手液）洗脸、洗手后再接触孩子。如果在外接触了病人，回家洗澡、换衣服后再接触孩子，还可以使用酒精棉片擦手。尤其建议如果家长从事的是儿科医生、幼儿园教师等接触小朋友多的职业，回家后一定要洗手、洗脸、换衣服再接触孩子，减少交叉感染。

● 建议接种流感疫苗。

● 室内每天通风 2 次，每次 30 分钟左右，在天气好的时候通风有利于降低室内病毒的密度。

● 室内湿度保持在 50% 左右。流感病毒喜欢干冷的环境，所以室内保持一定的湿度不仅可以使呼吸道感觉舒服，还能起到降低流感病毒密度的作用。

- 避免接触病人、做好洗手工作非常重要。
- 接种流感疫苗是预防流感的关键。

流感疫苗，家长最关心的问题

哪些人需要接种流感疫苗?

为指导我国流感预防控制和疫苗应用工作，2018年9月，中国疾病预防控制中心发布了《中国流感疫苗预防接种技术指南（2018～2019）》。指南推荐6月龄至5岁儿童、60岁及以上老年人、慢性病患者、医务人员、6月龄以下婴儿的家庭成员和看护人员以及孕妇或准备在流感季节怀孕的女性为优先接种对象；建议原则上接种服务单位应为≥6月龄的所有愿意接种流感疫苗且无禁忌证的人提供接种服务；对可接种不同类型、厂家疫苗产品的人群，可由受种者自愿选择接种任一种流感疫苗，无优先推荐。

流感疫苗不是活疫苗，所以孕期的任何阶段都可以接种流感疫苗，哺乳期妈妈也可以接种流感疫苗。而且，对于孕妇和哺乳期女性来说，流感疫苗是强烈推荐接种的，而不是接种或不接种都行。

什么时间接种比较好?

每年10～11月（学校统一接种的，可能会提前到9月底）在流感季出现前接种，因为接种疫苗后人体需要2～4周才能产生足够的抗体来抵抗病毒。

接种一针还是两针?

医生会根据孩子的年龄和之前是否接种过流感疫苗确定接种一针还是两针。如果孩子之前没有接种过流感疫苗，即首次接种，6月龄至8

岁 12 月龄的孩子接种两针，9 岁以上的孩子接种一针。如果孩子之前接种过流感疫苗，不论接种过几针，也不论孩子年龄大小，都只接种一针。

大家要记住一点，国家制定了大的方针，各地区可以根据需要制定相关规范。例如，关于首次接种一剂次还是两剂次，很多地方以 36 月龄（3 岁）为年龄分界点，规定从未接种过流感疫苗的 6 ～ 36 月龄的儿童，首次接种需接种两剂次，而不是以 8 岁 12 月龄为年龄分界点。所以，在哪个地区接种就得按照哪个地区的规范执行。

美国 CDC 在 2018 ～ 2019 年的指南提示，6 月龄至 8 岁 12 月龄的儿童，如果在 2018 年 7 月 1 日前注射过流感疫苗但注射次数少于两针的儿童（总次数，不需要在同一季节或连续季节），需要重新注射两针流感疫苗；如果接种总数≥两针了，接种一针就行了。所以，如果带孩子去香港特别行政区或国外接种流感疫苗，会按照美国 CDC 的建议执行。

如果接种两针，应该间隔多长时间？

中国疾病预防控制中心发布的《中国流感疫苗预防接种技术指南（2018-2019）》明确指出，两剂次间隔时间应该≥ 4 周（≥ 28 天），各地区也是这样规定的。这样第一针大约在 2 ～ 4 周产生免疫效果，第二针在 4 周后接种，加强一下。

有家长问为什么有的疫苗说明书上写的是两剂次间隔 2 ～ 4 周，能间隔 2 周就接种吗？针对这一问题，我曾咨询过疫苗生产厂家。厂家给出的说明是间隔 2 周或者 4 周，产生的抗体的效价是没有差别的，同时短时间接种对孩子没有损伤。另外，鉴于孩子们可能要在这段时间接种其他疫苗，可以尽快接种完流感疫苗后，给其他疫苗的接种腾出时间来。间隔 2 周接种从理论上讲是可行的，最新的国家规定只规定了不同种类的活疫苗要间隔 1 个月接种，其他疫苗没有间隔时间的规定。尽快接种完流感疫苗，能尽快接种其他疫苗，对孩子的保护更全面。

但是，在实践层面，各地的疾病预防控制中心（简称疾控中心）规定的不一样，大部分是按照间隔时间 ≥ 4 周（≥ 28 天）执行的，所以你想间隔 2 周接种是比较难的，当然也有一些疾控中心让按照说明书进行。如果孩子在流感季节才开始接种疫苗，可以间隔 2 周接种。

接种后有不良反应吗？保护率是多少？

当然有不良反应，但一般比较轻微，1 ~ 2 天就好转了。另外，不是所有的孩子都会出现不良反应，也不是所有的不良反应都会出现。以下是一些常见的不良反应。

- 局部反应：接种部位出现红晕、肿胀、硬结、疼痛、烧灼感。

- 全身反应：发热、头痛、头晕、嗜睡、乏力、肌肉酸痛、周身不适、恶心、呕吐、腹痛、腹泻。

关于保护率，首先要说明的是，不是接种疫苗后就不再感染流感了。保护率的高低，主要靠是否能正确预测今年的流感流行的病毒株，如果疫苗中的病毒株正好是流行的病毒株，那么效果就会很好。例如，对于甲型流感H1N1，有时预防效果能达到91%以上；但有时预测不对，效果就非常差，例如对甲型流感 H3N2 的预防率仅为 2%。

另外，在有些年份，就出现了接种流感疫苗没有显示出保护性的问题，如北京的研究数据提示 2014 ~ 2016 年度接种流感疫苗就没有显著的保护效果。但是，总体而言，流感疫苗有 60% 左右的保护效果，是值得接种的。

流感疫苗可以和其他疫苗一起接种吗？

从医学角度讲，流感疫苗可以和其他疫苗一起接种，不会导致疫苗效果降低；从国家政策层面讲，如果其他疫苗也是二类疫苗，可以一起接种；但如果其他疫苗是一类疫苗，就不能一起接种，因为目前关于一类疫苗和二类疫苗的赔偿主体是不一样的，一类疫苗的赔偿主体是国家，二类疫苗的赔偿主体是企业（疫苗生产厂家）。所以，要明确是谁的责任，一类和二类疫苗就得分开接种。目前国内绝大多数接种单位都是按照政策执行的。

流感疫苗是活疫苗还是灭活疫苗？

现在国内接种的流感疫苗没有活疫苗，都是把病毒打碎之后，挑取能刺激人体产生抗体的部分制成的疫苗，称为裂解疫苗或者亚单位疫苗。之前国外还推荐使用鼻内使用的活疫苗，但是因为其效果不佳，也就不推荐使用了。

目前认为疫苗注射后 2～4 周人体可以产生足够的、相应的免疫球蛋白，对被接种者有保护作用，保护效果可持续 6～12 个月。但是，疫苗不是 100% 有保护作用的。目前的数据统计显示，接种流感疫苗的儿童，90% 左右可产生抗体，60% 左右能受到保护、不感染流感。

进口疫苗和国产疫苗成分有区别吗？

在疫苗所含病毒株方面，北半球国家统一使用世界卫生组织（WHO）推荐的病毒株，美国使用的疫苗所含的病毒株和我国使用的疫苗病毒株是一样的。2018～2019 年度使用的都是以下 3 种病毒株。

● A/Michigan/45/2015（H1N1）pdm09 类似株（和 2017～2018 年病毒株一样）。

● A/Singapore/INFIMH-16-0019/2016（H3N2）类似株（和 2017～2018 年病毒株不一样）。

● B/Colorado/06/2017（Victoria 系）类似株（和 2017～2018 年病毒株不一样）。

以上是三价疫苗的病毒株，四价疫苗比三价疫苗多了一个 B/Phuket/3073/2013（Yamagata 系）类似株，保护更全面。

至于纯净度、效果等方面，国内外差别不大。而且，2018 年国内没有进口的流感疫苗，以后可能也不会再进口了，因为咱们国家自己可以生产了。即使是国外的品牌，也是在国内生产的，如赛诺菲 - 巴斯德公司的凡尔灵是在深圳生产的。各地区为了防止疫苗断货，会通过招标的方式选择好几种疫苗品牌。带孩子去接种时，遇到哪个就接种哪个吧。

应该选 3 价疫苗还是 4 价疫苗？

2018 年我国已批准 4 价流感疫苗上市，同时也有 3 价流感疫苗，应该选择哪种呢？只要是国家推荐的，接种哪种都行。但是，个人建议，如果有 4 价的，当然是选择 4 价流感疫苗，因为 4 价可以预防 Yamagata 系乙型流感。同样打一针，多一种保护总是好的，但如果只有 3 价疫苗，也不要等，直接接种，越早保护越好。

目前中国内地只有适用于 3 岁以上儿童的 4 价流感疫苗，3 岁以下儿童只能接种 3 价疫苗（可以去香港特别行政区或国外接种）。

有必要去香港特别行政区接种 4 价疫苗吗？

有些家长问我要不要去香港特别行政区接种 4 价流感疫苗，我认为有条件就可以去。这里说的"条件"就是能让孩子舒舒服服地在居住地和香港特别行政区两地往返，如果出行拥挤、行程紧张，搞得孩子很累就算了，不值得。如果孩子再被传染上疾病或者累坏了，就更不值得了。

去香港特别行政区接种疫苗时，无论孩子年龄大小都是注射 0.5ml，和国内 3 岁以下儿童接种 3 价疫苗时的 0.25ml 不一样，不要认为是接种错误啊。研究表明，接种 0.25ml 和 0.5ml 在不良反应方面没有区别，以后内地可能也会统一规格。

9 岁以下儿童，如果之前没有接种或只接种了一针流感疫苗，香港特别行政区要求得接种两针。

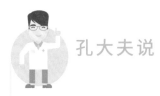

四联疫苗中的 Hib 是流感疫苗吗？

当然不是了。Hib 是流感嗜血杆菌的英文缩写，虽然名称中有"流感"两个字，但是和流感一点儿关系都没有，导致流感发生的是流感病毒。所以，不是说接种了四联疫苗，就可以不接种流感疫苗了。

为什么每年都要接种流感疫苗？

主要原因有以下两点：

● 每年流行的流感病毒株可能不同，所以每年使用的疫苗都是针对这一年流感病毒株的，第二年当然要用新的疫苗。

● 疫苗多在接种后 2～4 周开始起保护作用，保护期限是 6～12 个月，所以即使去年和今年的流行病毒株一样，也得重新接种疫苗。

感冒流鼻涕能接种流感疫苗吗？

感冒时，如果孩子状态好、不发热，只是有些流鼻涕、咳嗽是可以接种流感疫苗的，不会影响疫苗效果，也不会加重病情。但是，国内的指南建议症状消失后再接种，所以大部分接种单位都是这么执行的。

如果你确实想让孩子在感冒症状消失前接种流感疫苗，要提前想好如何向医生解释、如何在知情同意书上签字。如果让我选择，我会要求给孩子接种，因为我知道这时接种对孩子没有损伤，接种疫苗产生的保护效果对孩子更重要，但不要求大家都这么做。

对鸡蛋过敏可以接种流感疫苗吗？

美国 CDC 已经明文指出，对鸡蛋过敏的孩子，如果只是吃完鸡蛋后身上起荨麻疹，是可以接种流感疫苗的，甚至不需要接种后观察30分钟。保险起见，我认为观察15分钟是应该的。严重过敏的孩子如有呼吸困难、血压降低也可以接种，但应该在医生的监督下进行。美国CDC为什么这么规定呢？因为大样本数据提示了鸡蛋过敏的人群接种流感疫苗后，过敏反应极少，没有出现严重过敏反应的记录。注射的疫苗虽然是在鸡胚胎细胞内培养的，但鸡蛋蛋白含量极少，最大量≤ 140ng/ml，极少引起过敏反应。

我国疾病预防控制中心发布的《中国流感疫苗预防接种技术指南（2018 ～ 2019 年）》，接种流感疫苗禁忌证中也没有鸡蛋过敏，并且指出对鸡蛋过敏的孩子可以安全接种这类疫苗，但是流感疫苗的说明书上仍然有对鸡蛋过敏者不能使用的提示。另外，很多地方的疾病预防控制中心也有相关要求，不给对鸡蛋蛋白过敏的孩子接种流感疫苗。这就造成有些地方对鸡蛋过敏的孩子接种不了流感疫苗，我们能做的就是期待说明书尽快修改吧。

已经患过流感还要接种流感疫苗吗？

有些家长会问："我家宝宝今年已经患过流感了，还需要接种流感疫苗吗？"这个问题可以肯定地回答："需要接种。"因为上面咱们说了，甲型流感不同型之间没有交叉保护性，例如如果之前患的是H1N1 型流感，那么如果感染了 H3N2 型流感病毒还会发病。乙型流感两系之间也没有交叉保护性，如果已经患过的是 Yamagata 系，那么如果运气不好又感染了 Victoria 系，也还是会发病。所以，即使已经患过流感，但是这次流感季没有注射过流感疫苗，还是建议等孩子康复后接种流感疫苗。接种后，在接下来的流感高发期就能起到保护作用了。

接种疫苗会影响孩子免疫系统发育吗？

有些家长会觉得，接种疫苗后，疫苗在体内帮助孩子抗击流感病毒，孩子的免疫系统就不用工作了，那免疫系统不就得不到锻炼了吗？这种担心完全是多余的，因为疫苗含有的是抗原，接种之后身体的免疫系统会针对抗原产生相应的抗体，以便在真正的流感病毒进入体内时可以直接攻击病毒，保护人体不生病，不是疫苗在体内等着病毒。所以，接种疫苗是对免疫系统的一种锻炼，对免疫系统的发育是有好处的。

接种流感疫苗会导致流感吗？

接种后有些孩子可能会出现发热、头痛、头晕、乏力、肌肉酸痛等不良反应，这是疫苗起反应的表现（异物进入体内，免疫系统要攻击它）。这些表现和流感的表现差不多，因为免疫系统认为是流感病毒（疫苗没有毒性，只有刺激免疫系统的作用）进入了体内，所以反应基本一样，但并不是患流感了。因为没有病毒进入体内，没有病毒在体内复制，也不会传染别人，只是身体的免疫系统在演习而已。

有些孩子确实在接种流感疫苗后患了流感，这和流感疫苗没关系，应该是在去接种的路上、医院或接触亲人、朋友时感染了流感病毒，碰巧而已。

🔖 网友精选留言

Q：孔医生，母婴店推荐的乳铁蛋白号称可以提高宝宝的免疫力，周围不少宝妈都买了，请问有必要给宝宝吃吗？

A：没有必要给宝宝吃。乳铁蛋白确实可以提高免疫力，但是需要一定摄入量。母婴店卖的乳铁蛋白粉，吃一罐可能都没有吃一次母乳获得的多，所以基本没什么用处。

Q：奥司他韦分成人版和儿童版吗？

A：国内销售的奥司他韦不分成人版和儿童版，按剂量使用就可以。

Q：奥司他韦在药店或网上药店可以购买吗？我查了一下网上药店只有

磷酸奥司他韦，是同一种药吗？

A：是的，奥司他韦和磷酸奥司他韦是一样的。

Q：奥司他韦颗粒的药品说明书上写着 1 岁以上的孩子可以服用，不满 1 岁可以服用吗？

A：可以，具体如何用药请阅读上文。

Q：我们这里的医生说奥司他韦副作用很大，用了 5 天不建议继续用了。看您的文章说可以预防性使用 10 天，也就是说奥司他韦可以用药 10 天吗？病好后可以继续巩固是这个意思吗？

A：用完 5 天就不要用啦，预防性使用是 10 天。预防时每天服用 1 次，治疗时每天服用 2 次。

Q：孔医生您好！我儿子得过急性肾炎，已经好了 3 年了，请问他如果感冒了可以用奥司他韦吗？能打疫苗吗？希望孔医生在百忙之中回复我，谢谢！

A：可以使用奥司他韦，可以接种疫苗，并且是推荐接种。

Q：孔医生，如果怀疑或者确诊流感，建议 48 小时吃奥司他韦，那么流感用药是不是这样的：48 小时内吃奥司他韦，发热吃布洛芬或者对乙酰氨基酚，流涕、鼻塞用海盐水，咳嗽吃蜂蜜（1 岁以上宝宝）。请问，奥司他韦和布洛芬、对乙酰氨基酚同时吃有什么注意事项吗？谢谢！

A：奥司他韦和布洛芬、对乙酰氨基酚同时吃没有什么需要特别注意的。

Q：请问除了每年秋冬应该接种流感疫苗外，春夏是否也需要接种呢？夏天是不是也会出现几天的疫情呢？再就是国家是不是要先检测完今年的病毒类型才能针对性地生产疫苗？一般都是几月份上市呢？

A：在中国南方地区，夏季也是流感高发季节，但目前全球都规定只在冬春季接种，夏季不用注射，可能是认为冬春季接种后其保持效果能持续半年左右，时间覆盖夏季。每年世界卫生组织会对下一年的流行情况做预测。10月份疫苗能上市。

Q：我家小孩5周岁，接种流感疫苗6天后感冒了，有高热，医生开了奥司他韦，给孩子吃了两包，不知道会不会影响流感疫苗的接种效果？需要补种吗？

A：不影响。

Q：我是哺乳妈妈，孩子9个月。我接种流感疫苗，还可以继续哺乳吗？孩子吃母乳会产生抗体预防流感吗？

A：您接种流感疫苗后可以继续哺乳，抗体可通过乳汁传递给孩子，帮助孩子预防流感。

Q：你好孔医生，每年的流感病毒株类型都在变异，给孩子接种疫苗后会不会感染是不是看运气了？

A：不是，每年的疫苗都是预测当年的流行株后才制作的，效果还不错。

● 好医生只能在公众号里遇到，比如像孔医生这样的好医生，现实里我扔了不知道多少医生开的复方感冒药和多种中成药！可怜俺4岁的娃，只要不舒服就要接受血常规检查。30岁的我，为了儿子拼命"学医"。为您点赞，期待有更多像您这样的好医生！

Chapter 3

鼻炎和扁桃体炎

前面我们已经介绍过，上呼吸道感染其实包括很多种疾病，鼻炎、扁桃体炎、喉炎等症状不明显时都可以统称为上呼吸道感染，但是如果症状明显、病情严重，医生就会使用特定的名称。下面就讲讲家长们特别关心的鼻炎、扁桃体炎，喉炎放到本书的第 10 章讲解。

让人抓狂的鼻炎

有些时候家长可能不怎么把感冒当回事，但医生一说孩子有鼻炎，家长就会觉得病情严重了。家长为什么会有这种感觉呢？在大家的印象中鼻炎到底是什么？应该怎么治疗？下面就好好给大家说一说。

鼻炎是什么？

鼻炎，简单地说就是鼻腔黏膜发炎了。鼻腔很好理解，就是鼻子的腔隙，鼻炎就是这个地方发炎了。如果炎症从鼻腔向内发展进入鼻窦，就是鼻窦炎；向外延伸到皮肤上，就是鼻前庭炎。你问鼻前庭是哪里？哈哈，就是鼻腔前面的"庭院"啊，简单说有鼻毛的部分都是鼻前庭。

孩子有下列其中一项就可以诊断患了鼻炎，表现越多越典型。

● 打喷嚏。

● 鼻溢：就是流鼻涕。这里有一点要注意，鼻涕不仅可以向前流出鼻腔，还能向后流至咽部。

● 鼻塞：鼻黏膜充血或水肿引起鼻塞。

● 鼻痒：鼻涕、鼻黏膜肿胀刺激引起的不适感。

鼻炎有以上 4 种典型症状，但这 4 种表现并不一定会同时出现，有人会问为什么会出现以上症状呢？自虐吗？当然不是，这是身体对抗病原、尽快恢复健康的最佳方案。

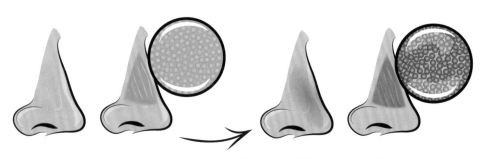

图 3-1　正常鼻黏膜（左图）与有炎症的鼻黏膜（右图）的对比

● 发生感染性鼻炎时，身体需要将血液中大量的白细胞、吞噬细胞、各种抗体等运送到鼻腔处消灭病原，所以鼻黏膜处的血管会肿胀；发生过敏性鼻炎时，为了尽快把过敏物质稀释并冲走，血管的通透性会增加，血浆渗出到鼻黏膜中，使黏膜肿胀。鼻黏膜肿胀导致鼻塞，虽然鼻塞会让人感觉很难受，但为了消灭病原，鼻黏膜必须肿胀。

● 鼻黏膜能分泌黏液，这种黏液就是鼻涕。鼻黏膜肿胀以后，分泌的黏液就更多了。鼻涕多了有好处吗？当然，能把鼻腔中的病原和身体产生的各种炎性介质都冲走，促进身体尽快恢复。有些人会说“我流鼻涕好难受啊”，是啊，这是生病，你还想多享受呢？

● 为什么会打喷嚏呢？是因为鼻子痒啊，为什么痒呢？是鼻涕刺激鼻腔引起的。通过打喷嚏将鼻涕喷出来不就舒服了吗？多好。

所以，鼻炎有这些症状都是为你好啊！

其实，以前鼻炎就是普通感冒的一个别名。普通感冒大家还记得吧，就是普通病毒引起的上呼吸道感染。这种感冒一般不严重，大多数情况下只表现为流鼻涕、鼻塞等症状，即鼻腔黏膜有炎症的表现。因此，以前就把普通感冒和鼻炎画等号了。

所以，孩子感冒时如果医生告诉你孩子有些流鼻涕、鼻塞等鼻炎的表现，不用担心。另外，病毒感染之后还可能继发细菌感染，医生一般也说是鼻炎。其实，准确地说应该叫细菌感染性鼻炎。

随着关于鼻炎的研究越来越多，人们发现不仅感染能导致鼻腔炎症，其他因素也可以导致鼻腔炎症，并且持续时间更久、患者更难受，如过敏性鼻炎、非变应性鼻炎，所以鼻炎就从感冒中独立出来，自成一种疾病了。

鼻炎可根据病因的不同分为以下几类：

● 感染性鼻炎，包括病毒、细菌、支原体、真菌等引起的鼻炎，以病毒和细菌感染最常见。

● 过敏性鼻炎，即各种过敏原刺激鼻黏膜引起的炎症反应。过敏的学术名词为变态反应，其导致的鼻炎称为变态反应性鼻炎，简称变应性鼻炎。这是一组征候群，表现为接触变应原（过敏原）之后出现阵发性的流鼻涕（鼻溢）、鼻塞、打喷嚏、鼻部发痒、咳嗽，还可导致眼、耳和腭部瘙痒。孩子长期患该病可出现烦躁、易激惹（就是一碰就烦，不碰也烦）。

● 非变应性鼻炎，这个好理解，即不是过敏引起的鼻炎。别小看这类鼻炎，除了要排除过敏因素外，还需要排除其他能找到的原因如感染、药物性、结构性、激素性等，是不是很变态呢？别急，还有更变态的，它的名字虽叫非变应性鼻炎，但症状和变应性（过敏性）鼻炎很像。看到这里是不是感觉很乱啊？没关系，咱们在后面具体讲。

过敏性鼻炎和非变应性鼻炎合起来称为混合型鼻炎，和感染没有丝毫关系。

● 其他一些相对少见的鼻炎，如治疗鼻炎反而导致的鼻炎（药物性鼻炎）、怀孕导致的妊娠期鼻炎，以及萎缩性鼻炎、职业性鼻炎，还有更少见的全身性疾病导致的鼻炎等。

 孔大夫说

女性在怀孕晚期为什么会患鼻炎？

介绍了这么多儿童鼻炎的内容，再说说和女性有关的鼻炎——与妊娠相关的鼻炎——一般在孕期最后一两个月出现鼻塞、流鼻涕等症状，分娩后 2 周内症状完全消失。20%～30%的妊娠女性会出现这种情况，具体原因尚不清楚，可能与雌激素和（或）黄体酮水平的改变有关。那么怎么处理呢？一般不建议治疗，因为治疗效果也不好。如果症状严重，可以试试减轻鼻充血的药如羟甲唑啉等。

为什么家长很害怕孩子患鼻炎？

普通感冒引起的鼻炎并不严重，但为什么家长一听医生说孩子得了鼻炎就很害怕呢？这是因为家长把普通感冒引起的鼻炎和慢性鼻炎或者鼻窦炎混淆了。

有慢性鼻炎的孩子几乎每天都会有鼻塞、流鼻涕、打喷嚏，往往经过数月甚至数年的治疗都无法痊愈，家长心痛，孩子受罪；而鼻窦炎除了有鼻塞、流鼻涕、打喷嚏，还可能有头晕、头痛、嗅觉减退的表现，而且以前的治疗措施有的会给患者造成一定的痛苦，如从鼻窦穿刺抽脓等。

上面这些表现当然会让家长担心，看完本章内容，你会发现孩子感冒时的鼻炎表现与慢性鼻炎、鼻窦炎是两回事，就不会那么担心了。

有研究认为，打喷嚏、流鼻涕、鼻塞、鼻痒等鼻炎的典型症状持续 1 年以上才能定义为慢性鼻炎；也有研究指出，症状持续 3 个月就可以确诊了。到底应该以哪个为判断标准呢？我个人认为以 3 个月（12 周）为判断标准比较靠谱，因为现在临床上有的感冒导致的流鼻涕都要持续 1 个月，但是超过 3 个月的很少。所以，如果症状持续 3 个月以上，肯定是有其他问题了。因此，一旦病程超过 3 个月仍有鼻炎表现的就可以判定为慢性鼻炎了。

慢性鼻炎有哪些表现呢？主要还是流鼻涕和鼻塞，一般鼻涕多是黏稠鼻涕，有时有黄绿色脓鼻涕。鼻塞可表现为间歇性的，白天或运动时减轻，夜间、安静时或天气寒冷时加重；还可表现为交替性的，即一直有鼻塞的表现，但侧卧时哪个鼻孔在下面哪个就堵得厉害，上面的会好些。为什么会这样呢？不知道，可能和重力、迷走神经有关，具体原因有待进一步研究。

大家知道鼻腔向后是通向咽喉的，慢性鼻炎发生时，鼻涕长期存在，会间断地向后流到咽喉处，尤其当人由平卧位变成直立位时，会出现刺激性咳嗽且有痰，很烦人。

感染性鼻炎有何表现？

感染性鼻炎最常见的感染原是病毒，病毒导致的鼻炎和普通感冒时的流鼻涕、鼻塞表现是一样的，一般秋、冬季节最常见。患儿先感觉鼻咽部发干、有烧灼感，1 ～ 2 天后出现鼻塞、流清水样鼻涕的症状，持续 3 ～ 5 天；之后清水样鼻涕转为黏性脓样鼻涕，颜色由无色转为黄色或者绿色，持续数天至流鼻涕症状缓解；或者转为清鼻涕，持续 1 ～ 2 天，然后就痊愈了。细菌感染导致的鼻炎，和病毒感染导致的鼻炎表现差不多，只是黄绿色的黏性脓样鼻涕持续时间长一些，所以二者不是很好区分。

有些家长会说："不是说黄绿色鼻涕是细菌感染的表现、清水样鼻涕是病毒感染的表现吗？"这种判断方法并不准确：细菌性感染的早期，鼻涕也可能是清水样的；而病毒性感染也可能出现黄绿色鼻涕。

黄绿色是中性粒细胞和细胞内酶（细胞破裂后释放）的颜色，在细胞溶解后显色，中性粒细胞可杀灭细菌，所以在细菌感染时大量中性粒细胞聚集，导致鼻涕呈黄绿色。但是，在感染早期，中性粒细胞没有大量到达鼻腔时，或者没有大量溶解时，细菌性鼻炎的鼻涕也是清水样的，之后才变成黄绿色。那么病毒感染时为什么会出现黄绿色鼻涕呢？这是因为发生病毒感染时，大量的中性粒细胞也会被派到感染的鼻腔部位消灭病原，所以某个阶段鼻涕呈黄绿色。但是，中性粒细胞到了之后发现是病毒，自己没有杀灭病毒的能力，大脑就告诉后续的中性粒细胞不要来了，所以病毒性感染出现黄绿色鼻涕的时间比较短，会从黄绿色鼻涕转为清鼻涕。有时候会因为鼻腔处的炎症基本痊愈了，所以直接从黄绿色鼻涕变成什么鼻涕都不流了。

说了这么多，如何能明确区分是病毒感染还是细菌感染呢？如果孩子在流鼻涕的同时发热，可以观察发热和鼻涕的关系。如果变成黄绿色鼻涕时，发热开始逐渐减轻了，提示病毒感染的可能性大；如果发热继续加重，每天发热的次数越来越多、峰值越来越高，提示细菌感染的可能性大。原因很简单：免疫系统能杀灭病毒，当鼻涕变为黄绿色时，体内的病毒被杀死得差不多了，剩下的那点儿掀不起大风大浪了，所以身体就不需要通过发热限制病毒复制了；而细菌感染出现黄绿色鼻涕时，中性粒细胞还在卖力地消灭细菌，体内细菌还很多，身体还得通过频繁发热限制细菌的繁殖。

感染性鼻炎如何治疗？

无论是哪种类型的鼻炎，治疗都应遵循以下两条原则：对因处理，从根本上解决问题；对症处理，缓解不适。感染性鼻炎，如果是细菌感染，根据医嘱使用抗生素；如果是病毒感染，待身体消灭病毒，具体怎么办，听从靠谱的医生的安排。

对症处理方面，建议清洗鼻腔，把鼻涕冲出来，让孩子感觉舒服。洗鼻的好处、原理以及具体怎么操作，可参见本书第 226 页的相关内容。

6 岁以内的孩子，不建议自行使用缓解鼻黏膜肿胀的药物如麻黄碱、羟甲唑啉，必要时和医生沟通，明确使用时间，不要超量、超时间使用。

烟味、冷空气刺激导致的鼻炎有何表现？

烟味、冷空气刺激导致的鼻炎大多表现为鼻塞、流鼻涕，症状持续数月或数年，而且一遇到冷风或者闻到某些刺激气味就出现，很难根治。这类鼻炎的症状和过敏性鼻炎差不多，这种反应不是 IgE 介导的，不是过敏，所以称为非变应性鼻炎。

 孔大夫说

IgE 是什么？

IgE 是一种免疫球蛋白，由鼻咽、扁桃体、支气管等处的细胞产生，介导 I 型变态反应（过敏反应）的发生。过敏性鼻炎发生时，人体会释放 IgE 介导的组胺，引起一系列症状。

家长可能会问，如何区分过敏性鼻炎和非变应性鼻炎呢？其实很简单。

第一，非变应性鼻炎是遇到冷空气或热空气、刺激性的气味（如香烟味、香水味、汽车尾气味、辛辣的炒菜味等）后出现症状，不是对典型的过敏原如螨虫、花粉等过敏。

第二，因为不是过敏，所以一般不像患过敏性鼻炎时那么痒，孩子基本不揉鼻子。

第三，过敏性鼻炎会导致眼结膜过敏，孩子会频繁地揉眼睛，而非变应性鼻炎不会影响眼睛，孩子不会揉眼睛。

第四，检查鼻黏膜时会看到充血明显，不是过敏的那种苍白水肿。

第五，非变应性鼻炎可以常年发病，不像某些过敏性鼻炎只在花粉季节出现。

在非变应性鼻炎中，对于气味敏感的多是味觉性鼻炎；对冷热空气、干燥空气、污染空气敏感的，称为血管运动性鼻炎，这是最常见的非变应性鼻炎，并且鼻塞和流清水鼻涕可能是间歇出现的，如前几个月以流鼻涕为主要症状，之后几个月以鼻塞为主要症状。为什么叫血管运动性鼻炎呢？因为鼻塞和流鼻涕等都是鼻腔处血管在神经控制下舒张或者收缩、出现瘀血、导致黏膜肿胀引起的。

非变应性鼻炎的治疗和过敏性鼻炎一样，因为虽然起始的原因不是过敏，没有 IgE 介导，但之后身体产生的反应和过敏一样，所以治疗方法也一样，可参考过敏性鼻炎相关内容。

过敏性鼻炎有何表现？

您的孩子是否一到春天或秋天就打喷嚏、流鼻涕？一抱毛绒玩具就不停地咳嗽？经常习惯性地揉鼻子、揉眼睛？黑眼圈很大？夜里睡觉会不停地打呼噜？如果孩子出现以上表现之一，那就要注意了，有可能是患过敏性鼻炎了。

● 鼻子发痒是过敏性鼻炎特有的表现，与发生荨麻疹时的皮肤瘙痒类似，都是体内组胺引起的。孩子可能不会诉说鼻子痒，但会经常出现吸鼻子、皱鼻子、用手揉鼻子的表现，有时揉得鼻子上会出现横纹。患儿因为鼻子痒而用手掌或手指向上揉鼻子，称为"变应性敬礼征"（图3-2），因为其不是真正的敬礼，检查中很明显能看到。

● 过敏性鼻炎的鼻涕一般都是清水样的且止不住，不会出现黄绿色鼻涕。因为没有病原进入，不需要白细胞帮忙，流鼻涕是因为过敏导致的黏液分泌增多。这一点可以和感染性鼻炎相区别。

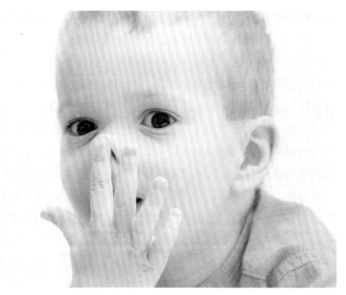

图 3-2　变应性敬礼征：患儿为减轻鼻痒和使鼻腔通畅而用手掌或手指向上揉鼻

● 鼻塞也是因为鼻腔黏膜肿胀，但不是充血红肿，而是过敏刺激导致的苍白水肿，这也是可以和感染性鼻炎相区别的地方。鼻塞会引起孩子不舒服，严重时会导致孩子张口呼吸、晚上睡觉不安稳、打呼噜等。

● 过敏导致炎性介质刺激鼻黏膜处的感觉神经，可引起打喷嚏的症状。如果孩子接触某种物品就打喷嚏，那多半是过敏性鼻炎的表现。这种喷嚏一般都非常有特点，通常是离开过敏环境后可能一点事儿都没有，进入过敏环境就打喷嚏。当然有些持续过敏的儿童会一直有打喷嚏的表现。另外还要注意一点，有些孩子虽然是过敏性鼻炎，但是鼻部症状不明显，例如喷嚏可能不多，反而以咳嗽为主要症状（成人患过敏性鼻炎时打喷嚏很常见），所以不要以为喷嚏少就不是过敏性鼻炎。

● 咳嗽可能是过敏产生的炎性介质刺激咳嗽感受器导致的，也可能是鼻涕倒流到咽喉部、气管导致的刺激性咳嗽。一般而言，过敏性鼻炎的咳嗽非常有特点，进入特定环境或接触特定物品就咳嗽，离开后一声咳嗽都没有，且咳嗽是阵发性的，但如果孩子患了慢性鼻炎，持续处于过敏状态，那么咳嗽可能表现为夜间比较明显。为什么会这样呢？夜间孩子体内的肾上腺素分泌减少、迷走神经兴奋，再加上夜间尤其是寒冷季节的夜晚室内温度降低（冷空气刺激）、床铺存在过敏原等原因，这些因素综合在一起使人体容易过敏，从而引起咳嗽。前文曾提到过，这里再强调一下，如果是鼻涕倒流到咽喉部引起的咳嗽多发生在体位变化时，尤其是早晨起床后，孩子从卧位变为站立位，鼻涕就很容易倒流，导致咳嗽。

● 过敏性鼻炎通常合并过敏性结膜炎（50% ～ 60%）。孩子对某种物质过敏，不可能只是出现鼻部症状。结膜就在眼球的表面，很容易接触过敏原，发生过敏性结膜炎，表现为眼球、内眼睑红肿，分泌物增加，有流泪，眼睛发痒、畏光（图 3-3）。患过敏性结膜炎的孩子会因为眼睛痒总是揉眼睛。

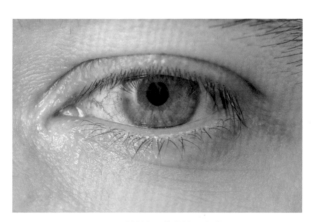

图 3-3　过敏性结膜炎的眼部表现

● 孩子如果长期过敏，鼻黏膜处会有持续的炎症表现，而持续存在的炎症会使鼻黏膜对外界刺激的敏感性增加，孩子常表现为闻到烟味、接触到冷空气出现打喷嚏、咳嗽等症状。

● 中度和重度过敏性鼻炎患儿晚上会因为鼻塞导致吸入氧气不足，睡眠受到影响，孩子睡眠不足会导致白天精力不够、易疲劳，有些孩子会有脾气暴躁的表现。

以上表现中，流鼻涕、鼻塞、鼻部发痒、打喷嚏是鼻部过敏的表现；咳嗽多是鼻涕或炎症刺激咳嗽感受器导致的。大家要注意，打喷嚏是鼻黏膜受到刺激引起的，咳嗽主要是咽喉和气管受到刺激引起的，眼部觉得痒可能是合并了过敏性结膜炎。耳朵、腭部与鼻腔相连，这些部位感觉痒是鼻部过敏症状的延续。

如果孩子接触完过敏原后未立即出现症状，几小时或者半天才有反应，排除了其他原因，也很可能是过敏性鼻炎，不要认为症状不是立即出现就与过敏无关。

什么年龄的孩子易患过敏性鼻炎？

2 岁以上的孩子易患过敏性鼻炎，因为导致过敏性鼻炎需要反复接触过敏原，经过数年才出现，所以 2 岁以下的孩子过敏性鼻炎的发病率很低。如果 2 岁以下的孩子有流鼻涕、打喷嚏、咳嗽的情况，多查找其他原因，但如果孩子过敏症状特别严重、湿疹反复不愈、进入特定环境就出现症状，也要考虑过敏性鼻炎。该病 4 岁以上儿童发病率逐渐增加，到 8 岁左右发病率高达 14%。我国儿童过敏性鼻炎的总患病率为 7.83% ～ 20.42%（以城市儿童为主），给患儿造成严重不适，家长应该重视。

过敏性鼻炎易发生于什么季节？

如果孩子是对花粉过敏，那么到了春季、夏季花粉纷飞的时候，易出现鼻炎的症状。如果孩子是对豚草（比较常见的杂草）过敏，那么多于秋季发病。这种与季节相关的鼻炎也叫季节性鼻炎。

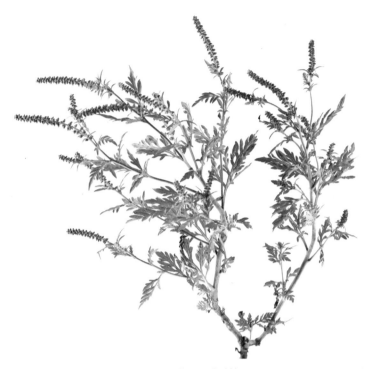

图 3-4　豚草易导致过敏

如果孩子是对室内过敏原过敏，如动物毛屑、尘螨等，那么常年都会有鼻炎的表现，也叫常年性鼻炎。

如何知道孩子是否患过敏性鼻炎？

过敏性鼻炎通过孩子的特应性表现和身体检查可以诊断。表现上文已做过详细介绍，身体检查的特应性表现如下：

● 鼻部横向皱痕：是指患儿用手反复向上揉鼻子导致的鼻部皱纹，位于鼻梁表面中下 1/3 处（自己可以推一下鼻子，可以感觉到这个地方正好是鼻软骨处）。

● 过敏性黑眼圈：因为鼻甲肿大造成压迫，导致下眼睑的静脉回流不畅，该处静脉出现瘀血、扩张，表现为眼眶下水肿和发黑。黑眼圈越黑、越大提示病情越严重。

● Dennie-Morgan 线：因为下眼睑反复水肿、被揉搓，导致双侧下眼睑下皮纹加重（出现多条皱褶），主要是睫毛下的眼睑，皮纹由内向外占据整个下眼睑长度的 1/2 ～ 2/3。正常孩子虽然眼睑下也有皱褶，但睫毛下的眼睑是没有皮纹的。

● 过敏性面容：长期鼻塞的孩子会一直张口呼吸，呈现出特殊的面容——一直张着嘴、腭部高拱、牙齿咬合畸形。

● 鼻黏膜苍白水肿：使用鼻镜检查鼻腔时，典型的表现为鼻黏膜苍白水肿（呈灰白色或者灰蓝色），并且伴有鼻甲水肿，上面有水样的鼻涕。

● 因为过敏性鼻炎会有鼻后滴漏的问题，分泌物总是滴到咽上，所以引起咽后壁表面淋巴组织增生，外观似鹅卵石样，被称为"鹅卵石样征"（cobblestoning）。需要注意的是，不是所有的过敏性鼻炎都有这种表现。

以上这些内容足够帮助诊断过敏性鼻炎了。

常见的过敏原有哪些？如何查找过敏原？

最常见的室内过敏原是尘螨、蟑螂、动物毛屑、真菌等，最常见的室外过敏原（季节性）是花粉等。

一般而言，医生通过询问孩子的病史，可以估计出过敏原是哪一类。如果避开可疑过敏原后孩子症状好转，就可以认为是这种物质引起的过敏，就不用进行过敏原检测了。但是，如果过敏原比较隐匿、不好找，或者疾病久治不愈，就需要进行过敏原检查，明确原因，从而避开过敏原。目前比较靠谱的过敏原检测有皮肤点刺试验和抽血查 IgE 抗体。

■ 皮肤点刺试验

因为过敏性鼻炎是吸入过敏原导致的，是 IgE 介导的过敏反应，属于快速反应，所以皮肤点刺试验效果比较好，使用价值较高。为什么这么说呢？因为皮肤和呼吸道的过敏反应都是接触后导致的，发病机制相同。另外，这项检查显示结果快，20分钟就能出结果，但会受到使用的抗过敏药物的干扰，需要停药1周后再检测，否则可能检测不出来；并且，如果孩子处于急性过敏期、对什么都比较敏感，可能会对原本不过敏的物质显示出过敏表现。特别需要注意的是，这项检查可能导致严重的过敏反应，危及孩子生命，所以一定要在医院里在医生的监护下进行。另外，检查的时候医生会用针在皮肤上点刺，孩子可能受不了，所以5岁以下的孩子基本不做这项检查。如果皮肤点刺试验结果是阳性，就能明确过敏原了。

■ 抽血查 IgE 抗体

抽血查 IgE 抗体在诊断过敏性鼻炎方面价值不如皮肤点刺试验，但是如果孩子不能接受皮肤点刺试验，可进行该项检查。这项检查的好处是不受药物影响，随时可以查；孩子只被扎一针，痛苦小。如果检查结果为阳性，就回避这种物质。如果没有检测出来，可能有以下3种原因：一是检查范围不包含过敏物；二是过敏局限在鼻腔部位，没有到达全身，所以测不出来；三是孩子虽然症状和过敏性鼻炎相似，但实际上不是过敏性鼻炎，只是受到冷空气刺激出现类似鼻炎的表现而已。

■ 血清总 IgE 检测

血清总 IgE 检测对孩子过敏性鼻炎的诊断有限。目前研究证明，大约 1/3 的过敏性鼻炎患者血清总 IgE 水平不高。但是，如果孩子血清总 IgE 水平升高非常明显，则提示孩子目前过敏程度非常高或者有寄生虫感染等，需要仔细排查。

如何避开过敏原?

室内和环境中的过敏原都要回避，这是治疗的根本。引起孩子长期过敏的物质，可以考虑室内过敏原，平时应做好床铺除尘螨、家具除真菌、去除动物毛屑的工作。

● 单纯依靠暴晒、紫外线照射、高温杀灭等方法不能彻底去除螨虫，即使螨虫死了，尸体碎片还会存在，所以一定要清除干净，怎么办呢？请看本书第 191 页内容。

- 保持室内空气湿度在 60% 之下，注意厨房和卫生间木制家具不要潮湿，否则利于螨虫生长。

- 如果孩子对动物毛屑过敏，一定要确定后再把宠物送走，因为家里养宠物一定程度上是对孩子有好处的，能降低过敏的可能性。

- 除了以上过敏原，孩子可能对一些材料也出现过敏反应，有的家庭把纯棉的被罩换成了丝绸制品，孩子 2 周后出现过敏表现；给孩子买的毛绒玩具会让孩子不停地打喷嚏，所以这些物品也要注意。

- 如果是季节性过敏，要注意避开草木花粉，在相应的季节尽量避免接触，尽量减少外出或者外出时戴好口罩（使用外科口罩就行，外科口罩能滤过 0.2μm 的气溶胶和 3μm 的细菌，而花粉有 30 ~ 50μm，所以没问题），或者提前使用鼻腔喷剂。

如何清洗鼻腔？

孩子患过敏性鼻炎时清洗鼻腔非常重要：能把过敏原冲走，减轻过敏反应；能把鼻涕冲走，缓解鼻塞，让孩子感觉舒服；另外，把鼻腔冲洗干净后，再使用鼻喷药物，没有鼻涕的阻挡会更有效。

那么，如何清洗鼻腔呢？两种方法：小孩子使用海盐水喷鼻；大孩子、症状严重者，使用洗鼻器洗鼻。大家要注意，清洗鼻腔不是仅清洗鼻腔前端部位，还要把鼻腔内部、鼻窦都冲洗一遍，这样才有效果。如何用海盐水喷鼻或者洗鼻腔，请大家阅读本书第 225 页的相关内容。

治疗过敏性鼻炎首选鼻喷激素

鼻部给予糖皮质激素能直接治疗鼻腔的过敏性炎症，效果显著，所以是首选药物。鼻部给予糖皮质激素能缓解鼻塞，减少流鼻涕、鼻痒、打喷嚏的发生，一般在用药后 30 分钟起效，严重的可能需要几天或几周起效。

目前推荐使用第二代鼻用糖皮质激素，这类药全身性副作用少。儿童能用的包括糠酸莫米松（商品名为内舒拿）、糠酸氟替卡松（商品名为文适）和丙酸氟替卡松（商品名为辅舒良），这3种药已经被美国食品药品监督管理局（FDA）批准用于过敏性鼻炎的治疗，糠酸莫米松和糠酸氟替卡松可以用于2岁以上儿童，丙酸氟替卡松可以用于4岁以上儿童。如果孩子小于2岁但过敏性鼻炎症状严重，也是可以在医生的检测下使用鼻喷激素的。

为了效果更好些，每日喷药前把鼻涕清洗干净：先擤鼻涕，之后用海盐水冲或者洗。这3种药都是液体型的，使用的时候，为了防止液体进入咽喉导致真菌感染，要让孩子向前低头，每侧鼻孔喷一下就行，推荐每日一次。如果孩子过敏比较严重，可以每日每侧鼻孔喷两下（最大量）。第一天清晨使用后如果孩子状态不错，次日清晨就继续喷一下；如果每日清晨喷一下不起效或者下午孩子又出现症状了，那么次日清晨就喷两下。

何时停药？最长能使用多久？

什么时候停药呢？鼻用激素建议逐渐停用，如果孩子症状缓解明显，那么就在使用1周后减半使用。例如，孩子每日每侧鼻孔喷两下，效果非常好，那么1周后改成每日每侧鼻孔喷一下；如果还是效果特别好，那就1周后改成隔日喷一下；如果隔日喷一下效果还是非常好，那1周后就可以按需使用了，即有症状再用，无症状就不用了。如果在调整用量过程中孩子症状加重，返回之前的使用方式。

鼻部糖皮质激素最长能使用多久呢？没有限制，可以用到孩子康复为止。一般认为，过敏性鼻炎患儿至少应使用2周，之后按照上面介绍的方法减量就行了。常年性过敏性鼻炎的患儿，有的需要治疗半年甚至1年。如果使用1个月后过敏症状缓解不明显，需要复诊，让医生查找原因。

鼻喷激素有副作用吗？

很多家长害怕孩子长期使用激素喷剂有副作用，下面就谈谈这个问题。

副作用可能有鼻黏膜不适、感觉鼻部干燥或刺痛，有些人使用后还可能有鼻涕带血的表现。为了防止出现这些副作用，喷的时候不要对着鼻中隔喷，要向鼻孔里面喷；不要超量喷，例如一次喷好几下，一天喷好几次；如果真的出现鼻涕带血，就停几天再用。

有些家长会担心，长期使用鼻喷激素，药物经人体吸收后会干扰下丘脑－垂体轴，影响孩子激素分泌和生长发育。家长可以放心，鼻喷激素不是静脉输注激素，吸收率很低，而且现在使用的二代鼻喷激素在体内含量极低，最多有 1% ～ 2% 残留（临床上医生发现使用糖酸莫米松后患儿体内检测不到残留），影响非常小。

最近有研究表明，长期使用（接近 1 年）鼻喷激素仅对身高有影响，相比正常的孩子，用药的孩子生长速度每年下降 0.27cm，对其他激素分泌没有影响。就鼻喷激素对治疗过敏性鼻炎的价值而言，对身高的这点影响是值得的。

其他药物的选择或联合应用

鼻喷激素效果显著，基本可以从根本上抑制过敏炎症。但是，有些时候例如症状不严重的时候，不需要使用效果这么强的药，可选择其他药物。另外，当鼻喷激素不能控制症状的时候，可以联合其他药物治疗，如联合使用抗组胺药、抗白三烯药（如孟鲁司特钠）、减充血药（如羟甲唑啉）缓解鼻塞，也可以使用肥大细胞稳定剂。

● 口服抗组胺药：如果孩子表现仅是打喷嚏和鼻痒，没有其他问题，可以选用抗组胺药，因为这两种表现主要是组胺导致的。口服抗组胺药推荐使用二代的，例如西替利嗪（商品名为仙特明，6 月龄以上可以使用），或者氯雷他定糖浆（商品名为开瑞坦，2 岁以上可以使用）。抗组胺药使用疗程应不少于 2 周。口服抗组胺药对鼻充血导致鼻塞的治疗效果不佳。

● 鼻喷抗组胺药：直接在鼻腔过敏处起到抗组胺的效果，并且有抗炎作用，能缓解鼻塞，效果比口服的好一些，但是它只能缓解鼻部的症状，对于合并的过敏性结膜炎达不到口服抗组胺药的效果。

鼻喷抗组胺药起效比激素快，大约 15 分钟见效，其中氮䓬斯汀可以用于 5 岁以上的儿童，每日 1 ～ 2 次，使用方法同激素喷剂。孩子患过敏性鼻炎时，该药物使用至少 2 周。

● 抗白三烯药：如孟鲁司特钠。白三烯可有效缓解组织充血和水肿，减轻流鼻涕、鼻塞症状，但是对于止痒、减少喷嚏方面效果稍差。该药还能缓解其他部位（气管黏膜、眼结膜）的充血、水肿，所以，对治疗过敏性结膜炎、哮喘有效。在孩子合并哮喘、过敏性结膜炎时，可以使用鼻喷激素，同时口服孟鲁司特钠。如果家长拒绝使用激素，可以西替利嗪和孟鲁司特钠联合口服，但效果可能没有激素好。该药晚上睡觉前使用，疗程至少 1 个月。

● 局部减充血药：如羟甲唑啉，通过收缩血管缓解局部充血、水肿。该药不同的浓度用于不同年龄段的儿童：6 岁以上儿童，使用 0.05% 的浓度；2 ～ 6 岁儿童，使用 0.025% 的浓度；2 岁以下儿童禁止使用该药。对于过敏性鼻炎来说，鼻部充血是结果而不是原因，用鼻喷激素从根本上能缓解，所以羟甲唑啉不是一线用药。

说了这么多，家长可能还是会问："这几种药到底如何选择呢？"如果症状非常轻，只是流鼻涕和鼻痒、打喷嚏，每次持续时间很短，可以选择口服抗组胺药（6 月龄以上），如西替利嗪；或者鼻喷抗组胺药（5 岁以上），如氮䓬斯汀；如果伴鼻息肉或哮喘，可以加用孟鲁司特钠。当然，直接选择鼻喷激素效果更好。

如果症状较严重且持续存在，首选鼻喷激素。如果鼻喷激素效果不佳，可以联合使用鼻喷抗组胺药，或者联合使用减充血药（不要使用太久）；如果有哮喘，可以联合使用孟鲁司特钠；如果合并过敏性结膜炎，可以使用鼻喷激素喷鼻、抗组胺滴眼液（如奥洛他定）滴眼睛；如果孩子出现过敏性皮疹，可以口服西替利嗪等抗组胺药。

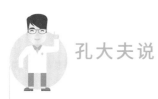

孔大夫说

减充血鼻喷剂的正确用法

减充血鼻喷剂可将血管从扩张状态变为收缩状态。血流少了，鼻黏膜就不肿胀了，分泌的鼻涕也就少了，鼻塞症状就减轻了。但有一个问题，如果长时间使用减充血药，虽然鼻黏膜不肿胀了，但是黏膜血管会适应并且习惯每天都在药物的帮助下收缩，一停药血流会一下子多起来，黏膜会"砰"地一下再次肿胀起来，并且比之前肿胀得更严重。就像你用大坝堵水，水位越来越高，大坝一炸开，水流更猛，道理是一样的。所以，你可能会为了缓解肿胀再次使用减充血药，这样用用停停，用药量会加大，并且形成依赖，一旦停药鼻炎就更严重了。因此，该药使用时间最长不能超过7天，一般用3天就需要停药。特别要注意，不要擅自增加每日使用次数和总疗程。不能使用这种鼻喷剂的孩子应请耳鼻喉科医生检查后，改用鼻用糖皮质激素逐渐缓解鼻塞等问题。

过敏性鼻炎如何预防？

第一，平时不要太干净。再次强调，城市儿童比乡村儿童更容易过敏，因为城市里用了太多的杀菌剂、消毒剂，把微生物都杀死了。孩子接触不到这些微生物，体内含菌量少，免疫系统就会"变态"，把进入体内的好物质也杀死了，同时还搞出大阵势，损伤自己的组织、器官，这就是过敏反应。

所以，家里不要太干净，不要经常使用消毒剂（84消毒液、酒精等）擦地、擦手机；不要每天都用高温或紫外线消毒奶瓶；不要每次喂母乳前都用湿巾擦乳房，等等。让孩子吃点菌没事。需要注意的是避免让孩子接触明确能致病的菌，如腐烂的食物、发霉的东西产生的菌，这些菌致病性很强。

第二，如果有季节性过敏，例如对花粉过敏，应尽量减少外出。如果外出，应戴口罩和防护眼镜，避免鼻子、眼睛接触过敏原。另外，在过敏高发季节，家里通风时间最好选择在清晨或者雨后，这样进入室内的花粉会少一些。

第三，使用药物预防。如果孩子每年都会有季节性的过敏性鼻炎，家长比较明确什么时候孩子出现症状，那么在以往鼻炎开始日期前 2～4 周，预防性地使用鼻喷激素（因为激素达到最大效果可能需要 2～4 周），每日 1 次每次喷 1 下即可。除了激素外，还可以提前使用色甘酸钠滴鼻剂，在花粉季节到来前 2 周左右使用，有预防作用。

除了使用以上化学药物外，还可以使用物理阻隔，即用一些花粉阻隔剂提前喷入鼻腔内部，挡住进入鼻腔的花粉，不让花粉接触鼻黏膜。这项措施因为是物理防护，所以不需要提前 2 周，大约提前 3 天就行了。

家长需要注意的是，使用药物预防并不意味着一定不出现过敏性鼻炎症状，多数情况下症状会延后一段时间出现且比较轻。当然，也有一些人预防性用药后不再出现症状。另外，使用药物预防要在花粉季节后一段时间才能停药，不能立即停药，建议用到花粉季节后 1 周左右，根据孩子的症状停药。

忙碌爸妈速记指南

- 鼻炎典型表现是打喷嚏、流鼻涕、鼻塞、鼻痒，有其中一项就够了，症状越多越典型。
- 孩子得了鼻炎，要区分是与感冒相关的感染性鼻炎，还是由其他原因如过敏引起的非感染性鼻炎。
- 减充血鼻喷剂 2 岁以下的孩子禁用，6 岁以下的孩子尽量不用。使用疗程不超过 5 天。

就像哮喘等疾病一样,目前过敏性鼻炎也只能控制而不能根治。所以,接受这种现状、做好预防就行了。积极对待才是最重要的,做好预防可能一辈子就不复发了。即使复发,还有能用的药物,并且现在医疗发展这么快,说不定过一段时间就有方法治愈了呢。

反复挑衅的扁桃体炎

每个孩子都可能患扁桃体炎,患病后孩子会出现发热等症状。孩子很难受,家长很着急,也有很多疑惑:是细菌感染还是病毒感染引起的? 医生开的药吃不吃呢? 医生说抗生素必须服用 10 天,必须这样吗? 孩子的扁桃体炎反复发生,需要切除扁桃体吗? 希望这一节的内容能回答家长的疑问。

如果孩子有发热、流口水增多,拒绝吃东西或者诉咽喉疼痛,这时看下孩子的扁桃体,如果有肿大、发红、有白点、有脓液渗出,就是扁桃体炎。扁桃体炎肿大是什么样的呢? 正常情况下,人张开嘴时是看不到扁桃体的,如果能看到扁桃体,但是没有超过腭咽弓,属于Ⅰ度肿大;如果超过腭咽弓,未超过中线属于Ⅱ度肿大;如果超过中线或者两个扁桃体连接在一起,属于Ⅲ度肿大(图 3-5)。

扁桃体肿大程度的划分真的这么简单吗? 当然不是,以上标准适用于成人和 3 岁以上的儿童,不适用于 3 岁以下的儿童。因为 3 岁以下的儿童扁桃体通常处于生理性肥大状态,按上面的标准已经是Ⅱ度肿大了。扁桃体是免疫器官,3 岁以下的孩子扁桃体呈生理性肥大的目的是产生更多的淋巴细胞,以增强人体的抗病能力。

所以,对 3 岁以下的儿童来说,扁桃体肿大达到Ⅲ度或者有临床症状(发热、咽喉疼痛、流口水、拒食)才认为有意义。如果孩子扁桃体是Ⅱ度肿大但没有其他症状,不发热,进食良好,无咽喉疼痛表现,呼吸顺畅，不打鼾，不张嘴呼吸，那就不用管。

孩子患扁桃体炎，扁桃体不仅会肿大，还会有白点、充血、脓液渗出（也叫白膜）。家长应仔细观察，如果无法判断，应该立即带孩子去医院请医生检查。

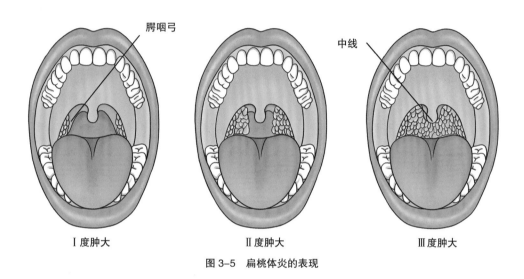

Ⅰ度肿大　　　　　　　Ⅱ度肿大　　　　　　　Ⅲ度肿大

图 3-5　扁桃体炎的表现

如何区分是病毒感染还是细菌感染？

观察扁桃体有一定的提示意义。通常情况下，如果扁桃体是红肿的、没有渗出物，提示病毒感染的可能性大。病毒感染可能还会有流鼻涕、咳嗽、声音嘶哑等症状，这可能和病毒容易扩散且蔓延至鼻腔、咽喉有关。如果扁桃体有渗出物，提示细菌感染的可能性大。

但是，有渗出物的并不意味着一定是细菌感染，红肿、没有渗出物的就一定是病毒感染。扁桃体炎最常见的致病细菌是 A 族 β 溶血性链球菌，最常见的致病病毒是 EB 病毒。EB 病毒感染时，扁桃体是有渗出物的；A 族 β 溶血性链球菌感染时，扁桃体表面比较干净，渗出物较少。所以，想通过临床症状明确区分是病毒感染还是细菌感染导致的扁桃体炎并不容易。

可以进行血常规检查，但意义并不是很大。如果要进行这项检查，至少要等发热 24 小时以后再做。如果检查结果显示白细胞计数、中性粒细胞计数明显降低，结合扁桃体的表现和流鼻涕、咳嗽、声音嘶哑等症状，可以初步诊断为病毒感染。如果血常规检查发现有异型淋巴细胞，且数量超过淋巴细胞总数的 10%，基本可以诊断是 EB 病毒感染，这时不用考虑白细胞计数值是升高还是降低。

A 族 β 溶血性链球菌感染导致的扁桃体炎有一个特点，就是通常会在上腭处有出血点，同时也有白色渗出物。如果有这种表现，提示链球菌感染的可能性更大。结合血常规检查，如果没有 EB 病毒感染的征象，也可以侧面证明是该菌感染。

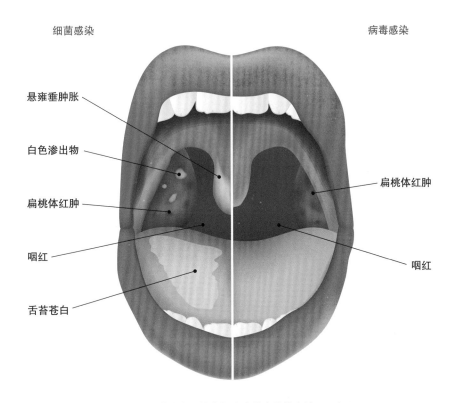

图 3-6 细菌性扁桃体炎与病毒性扁桃体炎的不同表现

想确诊是否为 A 族 β 溶血性链球菌感染，可以进行咽部、扁桃体分泌物检查（咽拭子检查）。先行快速抗原检查，检查结果如果是阳性，提示感染；检查结果如果是阴性，进行细菌培养（培养过程比较长，5天左右）。细菌培养的结果仍是阴性，才能排除 A 族 β 溶血性链球菌感染。

是否需要用抗生素治疗？

病毒感染导致的扁桃体炎，不需要使用抗生素；细菌感染导致的扁桃体炎，靠孩子自身的免疫力对付不了，需要使用抗生素，尤其是 A 族 β 溶血性链球菌感染，传染性强，还可能导致猩红热、肾炎。所以，为了及时治疗，需要明确病原。

如果医生诊断为 A 族 β 溶血性链球菌感染，一般会给予口服抗生素治疗。通常是阿莫西林或阿莫西林 - 克拉维酸钾，疗程为 10 天。有的家长会问："一定要用这么长时间的抗生素吗？"答案是肯定的。孩子感染了 A 族 β 溶血性链球菌，一定要清除感染病灶中的细菌，而这个过程至少需要 10 天。如果治疗时间不足，这些细菌没有被清除，在体内乱跑，可能导致心肌炎、肾炎或者风湿热，到时后悔就来不及了。

孔大夫说

经常患扁桃体炎是免疫力弱的表现吗？

通常情况下不是这样的，人一生病就出现扁桃体肿大是扁桃体的位置特殊导致的。扁桃体处在呼吸道和消化道的交界口，鼻腔吸入的病原和口腔咽下的病原都会侵袭它。扁桃体经受双重打击，成为最容易被感染的部位，而且一旦发生感染就会发炎。

另外，扁桃体表面凹凸不平，凹陷的地方称为扁桃体隐窝，病毒、细菌等容易在该处聚集、增殖并引起感染，形成大的病灶。

当然，不同的抗生素使用疗程是不一样的。对阿莫西林过敏的孩子，可以使用头孢泊肟或头孢地尼，疗程为 5 天，效果和使用 10 天阿莫西林差不多。

另外，在每天使用次数方面，阿莫西林可以选择每天 2～3 次给药，建议每天 3 次比较好，总量每天 20～40mg/kg。如果孩子拒绝每天吃这么多次药，也可以试试每天 1 次、每次 50mg/kg，一天给药量不超过 1g。

经常患扁桃体炎，需要切除扁桃体吗？

有些孩子经常患扁桃体炎，一年发病 7～8 次，并且扁桃体肿大后会影响气流进出咽喉，出现打鼾、张口呼吸等表现，严重可出现睡觉时呼吸暂停，这时医生可能会建议切除扁桃体。由于扁桃体是人体的免疫器官，家长对是否切除扁桃体疑虑很大：不切吧，孩子生病特别痛苦，还不得不经常使用抗生素，担心会有副作用；切了吧，又怕影响孩子的免疫力。到底应该怎么办呢？

下面先说说什么情况下考虑切除扁桃体：

- 1 年内扁桃体炎发作 7 次或更多次。

- 2 年内每年扁桃体炎发作 5 次或更多次。

- 3 年内每年扁桃体炎发作 3 次或更多次。

其他切除指征包括以下几点：

- 扁桃体炎曾引起咽旁间隙感染或扁桃体周围脓肿者。

- 扁桃体过度肿大，妨碍吞咽、呼吸或发声者；或引起阻塞性睡眠呼吸暂停、睡眠低通气综合征的 2 岁以上的孩子。

- 不明原因的低热及其他扁桃体源性疾病，如伴有慢性扁桃体炎的急性肾炎、风湿性关节炎等。

我们认为，尽管随着孩子年龄的增长，扁桃体有自行恢复正常的可能，但是鉴于以上情况对孩子影响较大，还是推荐切除。

　　家长不要担心孩子切除扁桃体后出现免疫力弱的问题，胸腺、骨髓、脾脏和全身的淋巴结，这些都能发挥免疫作用，并且在长期的感染过后扁桃体不仅基本失去了免疫功能，还成了一个大的感染源，如果不切除会留下隐患。

🔖 忙碌爸妈速记指南 🔖

● 儿童扁桃体肿大达到Ⅲ度或有临床症状才有意义。
● A族β溶血性链球菌感染引起的扁桃体炎，应该给予口服抗生素治疗。

📌 网友精选留言

Q：想问一下孔医生，我的孩子患了急性鼻窦炎，在吃抗生素，已经不流鼻涕了，这算是已经好了吗？

A：症状消失了，孩子鼻腔通畅舒服了，那就是好了。

Q：写得真好！根据《儿童急性感染性鼻-鼻窦炎诊疗——临床实践指南》，感冒、流涕症状超过10天需要考虑细菌性鼻窦炎，用抗生素（或者再观察3天），您怎么看？我总觉得用抗生素有点太积极。

A：我是根据孩子症状来看，如果症状越来越轻，那肯定不用抗生素；如果症状加重且伴发热，孩子状态也不好，就会考虑用抗生素。

Q：真的很感谢孔医生。今天刚带孩子去医院看了，也是鼻子发炎了，不发热，不咳嗽，就是流鼻涕，已经差不多流了1个月了。医生建议吃蒲地蓝，您觉得可以吗？

A：不用吃，等着孩子自己恢复。

Q：请问鼻塞用风油精通鼻好不好？能长期使用吗？

A：小孩子不建议使用，大人偶尔用是可以的。使用风油精有一定的疏通鼻腔的效果，用冰块敷也有效果，但这些措施都有刺激作用。

Q：孩子一到秋冬季节就容易鼻黏膜充血、流鼻血、鼻塞，请问这种情况怎么办呀？

A：建议戴口罩，保湿、保暖。

Q：间断性的流鼻血是过敏性鼻炎的症状吗？怎么治疗？也可以用上面提到的药物吗？

A：先检查流鼻血的原因，流鼻血有结构问题、天气干燥、外力作用、凝血问题等，得先明确原因。

Q：请问儿童过敏性鼻炎和鼻窦炎如何区别？

A：鼻炎经常合并鼻窦炎，因为鼻腔和鼻窦是相通的。现在很多医生认为鼻炎和鼻窦炎可以合并成一个名字——鼻-鼻窦炎。如果按照传统分法来说，患鼻窦炎（包括筛窦）时，人可能感觉头晕晕的，按压相应鼻窦部位外面的皮肤可能有痛感。

Q：请问是否有预防过敏的药物或保健品？比如美国童年时光敏护营养液，不知道管不管用？我买了一瓶，正犹豫要不要给宝宝吃。宝宝得的是冷空气过敏性鼻炎。

A：不要给宝宝吃，没有用。

Part 2
发热是一种症状

　　基本上每个孩子在成长过程中都会遇到发热的问题，所以父母有必要了解一些与发热有关的知识。首先我想说的是，发热是一种症状，而不是一种疾病。其次，有时发热对孩子的身体是有好处的，如孩子患感染性疾病时，身体可以通过发热限制病原的复制、繁殖，从而给免疫系统杀灭病原留出时间。当然，发热对身体也有坏处，那就是会让孩子不舒服，有些孩子还可能出现惊厥。我会在这一部分为您揭开发热的神秘面纱，帮助您了解、掌握发热的相关医学知识，告诉您孩子发热时应如何应对。

Chapter 4

关于发热的一般知识

什么是发热?

体温升高，超出一天中正常体温波动的最高点就是发热。如果一个人平时体温在 35 ~ 36℃波动，当体温超过 36℃时，那就是发热了；如果平时体温在 37 ~ 37.5℃波动，那么体温超过 37.5℃才是发热。

每个人都有自己的体温波动范围，为了方便处理，临床上参考大多数人的体温波动情况确定体温正常的标准为：肛温超过 38℃为发热，腋温超过 37.5℃为发热，耳温、额温、口温均以超过 38℃为发热。

为什么这么确定呢？因为对人体最重要的温度是核心温度，即人体核心部位如心、脑、肺、腹腔脏器赖以生存的温度（图 4-1）。心、脑、肺、腹腔脏器是人体的核心器官，缺了它们人是无法生存的。不论在温暖还是寒冷的环境中，人体的核心温度都应该是不变的，平均在 37℃左右。

虽然临床上是以核心温度作为是否发热的判断依据，但其不易测量，总不能在肝脏上插个温度计吧？所以，聪明的人类就通过测量人体表层温度如直肠、腋下、口腔、耳朵、额头的温度来评估核心温度。开始人们发现肛温和核心温度最接近，于是以肛温超过 38℃为发热的判断依据。但是测量肛温不是很方便，因此又发展出测量腋温、口温、耳温、额温的方法。

研究发现，在核心温度相同的情况下，通过腋下测得的表层温度比通过肛门测得的表层温度低一点，因此腋温以超过 37.5℃为发热；而通过口腔、耳朵、额头测量的表层温度，均和通过肛门测得的表层温度差不多，所以口温、耳温、额温均以超过 38℃为发热。

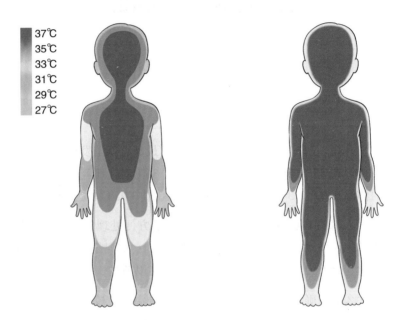

图 4-1 寒冷环境下的体温（左图）与温暖环境下的体温（右图）

人为什么会发热?

发热是为了生存，不能发热的人都死亡了。

细菌、病毒的历史比人类的历史要久远得多。在人类早期，没有医疗帮助，人类感染了细菌、病毒怎么办呢？人体是很聪明的，它会先通过发热限制细菌、病毒的繁殖或复制，之后通过免疫系统释放各种抗体、免疫因子等消灭病原。

为什么发热能限制病原呢？因为病原也喜欢人体正常的温度，这是它们的遗传智慧。人体温度升高后，病原会表现出不适应，感觉不舒服，繁殖或复制的能力会降低，或完全失去这种能力。同时，发热也会使人感觉不舒服。这是大脑在告诉你该休息了，休息得好，身体就恢复得快。

所以，从古至今，能通过发热、发炎杀死细菌、病毒的人都活下来了，没有这种能力的人都死亡了。死亡的人，其遗传信息自然无法延续；而存活下来的人便一代一代地承继了发热的能力。

 孔大夫说

孩子常常晚上发热、白天体温正常，这是为什么？

家长通常有这样的经验：正常情况下，孩子下午1点至6点时体温会高一些，凌晨2点左右体温会低一些，但当孩子发热时，有时会出现夜晚发热、白天不发热或白天发热程度比较轻的现象，这是什么原因呢？

目前还不清楚具体原因是什么，个人认为和人体功能有关。大家知道，人体在白天比较辛苦，需要维持各项功能，分泌的激素多，免疫系统、神经系统都做好准备，齐心协力消灭病原，就不需要通过发热杀伤病原了。当然，还有一种可能，就是人体白天把主要精力用在维持人体正常运转上，于是选择性地忽略了病原。到了晚上，人体处于休息状态，这时病原趁机开始复制、繁殖，那么人体就要通过发热限制它们了。

以上是我个人的观点，家长只要记住夜晚发热、白天体温正常并不是疾病严重的表现就可以了。

发热对身体有不利影响吗？

发热虽然可以帮助人体消灭病原，但也会带来一些不利影响。

第一，当发热只是某种严重疾病的表现之一时（这种疾病还有其他表现），持续发热不利于疾病的康复。

第二，如果孩子有基础疾病如心脏病、休克等，发热会导致心脏负担加重、体内液体消耗过多，导致孩子病情加重。

第三，体温超过40℃时，发热在限制病原复制或繁殖的同时，也会导致免疫系统功能欠佳，使人体消灭病原的能力下降，反而不利于消灭病原。

第四，发热时孩子确实感觉不舒服。

发热会烧坏脑子吗？

要回答这个问题，首先要了解发热的机制。

进入人体的病原及其产物属于外致热原，能刺激身体产生内致热原。内致热原可以进入大脑，刺激体温调节中枢，使体温调定点上移。于是大脑下达命令，让全身动员起来，通过脂肪燃烧、肌肉颤抖等使体温升高（图4-2）。

给大家解释下，体温调定点就是体温调节中枢（下丘脑的视全区和下丘脑前部），其给身体设定的温度会随着昼夜变化、生理功能、是否生病等发生改变，所以称为调定点。如果调定点上移，身体会升温，将体温升到新的调定点；如果下移，体温会降到新的调定点。

那么，什么是致热原呢？就是能刺激体温调节中枢将调定点上移的一些物质。致热原分为内致热原和外致热原两种，内致热原是能透过血脑屏障直接作用于体温调节中枢的一些物质，比如白细胞介素-1、白细胞介素-6等；外致热原是不能透过血脑屏障的，是通过刺激身体产生内致热原，间接导致发热的一些物质，包括病原微生物等。

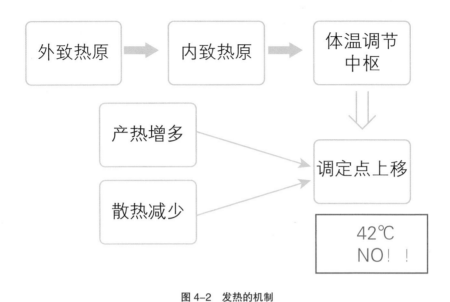

图 4-2　发热的机制

　　体温升高的整个过程都是在大脑的控制下进行的，大脑是不会下达对自己不利的命令的。所以，发热不会烧坏脑子，42℃以下的体温不会对大脑造成不利影响。

　　看到这里有些家长可能会问，有的孩子发热时体温超过42℃了啊，还有的孩子发热后确实出现了脑瘫、智力受损等问题，这是为什么呢？体温超过42℃，主要是病原直接侵入大脑，引起脑膜炎、颅内出血、脑肿瘤等，使体温调节中枢受损、功能紊乱，无法正确调节体温造成的（也可能出现34℃的低温）；而孩子发热后出现脑瘫、智力受损等问题，也是脑组织的病变造成的，不是发热造成的，发热只是一种症状。

儿童发热的常见原因

　　发热的原因可分为感染和非感染两种，引起发热的非感染因素包括免疫性疾病、肿瘤、脑外伤等，这些对于儿童而言并不常见。儿童发热最常见的原因还是感染性疾病，包括病毒、细菌、支原体和其他微生物感染。

● 病毒感染：这是最常见的导致发热的原因，如幼儿急疹、病毒性感冒等，表现都是很快出现发热的症状，体温骤然升到39℃。发热时孩子会感觉不舒服，不发热时玩儿得很好。这种发热是自限性的（即发展到一定程度后能自动停止），大约3天左右体温会逐渐减退。

● 细菌感染：特点是发热持续时间长，不用抗生素可能好不了，会逐渐加重。发热时孩子状态不好，不发热时状态可能也不好，孩子看着病恹恹的。

● 支原体感染：类似细菌感染，咳嗽可能会比较重。

什么情况需要去医院？

孩子出现以下情况时，必须去医院：

● 状态看起来很不好：意识不清，持续昏睡，未发热但躁动不安、难以安抚、眼神呆滞；抽搐，肢体麻痹，感觉异常。

● 出现心肺功能不全的症状：呼吸暂停，未发热时呼吸急促、呼吸困难，吸气时胸壁凹陷；心跳速度太慢，心跳不规则；无法正常活动，如不能爬楼梯、走路气喘明显；嘴唇、手指、脚趾发黑。

● 颈部僵硬，持续头痛、喉咙痛、耳朵痛，或者发热时身上起疹子。

● 持续呕吐，尿量大幅减少，哭泣时没有眼泪（提示脱水严重）。

● 咳出的痰有血丝（提示有肺部疾病），皮肤出现紫斑（提示凝血功能可能异常）。这两种表现提示发热是严重疾病的表现或者诱发了其他问题，需要立即去医院。

● 3月龄以下的婴儿，肛温超过38℃（腋温超过37.5℃），不论孩子看起来状态是否良好，都应及时去医院。因为这么大的孩子基本不外出，很少接触病原，并且有从母体获得的抗体，很少出现发热问题，如果出现了，可能问题就比较严重。

● 3月龄至3岁的孩子，肛温超过38℃（腋温超过38.5℃），持续3天以上没有好转的趋势（发热间隔时间拉长或者峰值下降），应该去医院治疗。如果肛温未超过38℃（腋温未超过38.5℃），但是孩子看起来病恹恹的，不好安抚，不喝水，也应该立即去医院。

● 任何年龄的孩子只要肛温、口温、额温、耳温中的任何一项超过40℃，或者腋温超过39.4℃，应该立即去医院。

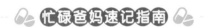
忙碌爸妈速记指南

● 腋温超过37.5℃，肛温、耳温、额温、口温超过38℃，为发热。
● 导致儿童发热最常见的原因是感染性疾病。
● 3月龄以下的婴儿，只要有发热，就应及时去医院。

Chapter 5

测量体温的正确方法

什么时候测量体温？

当感觉孩子体温升高或者状态欠佳时，如身体（特别是额头）摸上去比平时热、不愿吃东西、不愿喝水、不想动、不爱玩、不想睡、爱哭闹等，都提示孩子可能发热了，需要测量体温。

如何测量体温？

测量前，孩子应处于安静状态 15～30 分钟，以避免因哭闹、运动、进食等造成的测量结果不准确。另外，测量时妈妈不要抱着宝宝，因为大人身体的热量会传递给宝宝。

肛温的测量方法

0～3 岁的孩子，最好用电子体温计测量肛温，但新生儿或体重很低的婴儿不适合测量肛温（以免损伤局部黏膜），可测量腋温或后背温度。中性粒细胞减少者不能测量肛温，因为这类患儿抗细菌感染能力弱，测肛温时容易使黏膜受损、引发感染。

● 测量前先用肥皂水或酒精清洗体温计，再用冷水冲洗干净（勿用热水）。

● 在体温计的感应端涂抹少许凡士林、橄榄油等润滑剂。

孔大夫说

如何选择体温计？

给年龄小的宝宝测量体温，宝宝经常不配合，所以选择使用方便、准确度高的体温计很重要。推荐使用电子体温计，如腋温计、耳温计、额温计等，操作简单方便。

水银体温计有破裂后导致孩子水银中毒并污染环境的危险，所以美国儿科学会（AAP）不推荐使用水银体温计给孩子测量体温。如果家里只有水银体温计，能不能使用呢？可以使用，给孩子测量体温时小心一些就行了，不是原则问题。

目前不推荐使用奶嘴式或发热条式体温计，因为结果还不是很准确，并且受环境、孩子咀嚼等影响较大，以后随着科技的发展可能会推荐使用。

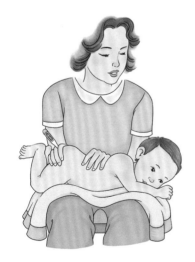
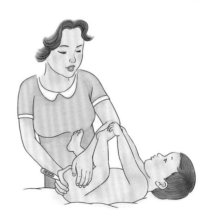

图 5-1　肛温测量方法示意图

● 让孩子腹部朝下俯卧在成人的大腿或床上，成人用一手扶着孩子臀部上方的下背部，另一只手将体温计伸入孩子的肛门，插入深度为1.5～2.5cm。

● 打开开关，使体温计处于静置状态，待体温计发出"哔"声即表示测量完毕。

孩子处于仰卧位也可以测量。

口温的测量方法

4 岁以上的孩子一般不愿意接受肛温测量，可以给孩子测量口腔温度。不建议给 3 岁以下的孩子测量口腔温度，因为 3 岁以下的孩子不会配合。

● 测量体温前 30 分钟内不宜饮用热水或冷水，以免影响测量结果的准确性。

● 测量前先用肥皂水或酒精清洗体温计，然后用冷水将体温计冲洗干净（勿用热水）。

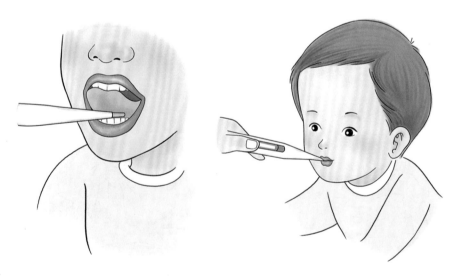

图 5-2　口温测量方法示意图

● 打开电子体温计的开关，将感应端置于孩子的舌头下方（此处血管丰富，与人体核心温度更接近）。

● 让孩子合上嘴，含住体温计，静置直到体温计发出"哔"声即表示测量完毕。

耳温的测量方法

如果测量肛温和口温时孩子不配合，测量不能顺利进行，可以将测量耳温、腋温和额温作为备选。

耳温与肛温接近，但测量方法更简单方便（使用耳温枪），必要时可取代肛温，但必须注意的是，6月龄以下的婴儿耳温与人体核心温度的相关性较差（这一阶段的孩子耳屎多、耳道狭窄），不推荐测量耳温。之前有数据提示3月龄以上的孩子可以使用耳温，目前美国儿科学会（AAP）推荐6月龄以上使用耳温。

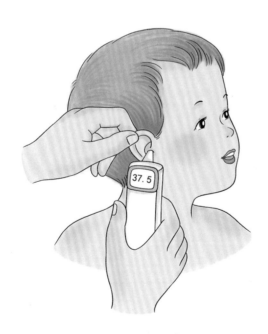

图 5-3　耳温测量方法示意图

- 如果孩子刚在室外接触了寒冷的空气，回家后应该让孩子安静 15 分钟再测量。

- 测量耳温的时候，轻轻向后下方牵拉孩子的耳郭，使孩子的耳道变得平直，然后将耳温枪感应端置入孩子的外耳道，对准鼓膜测量。

- 按压启动钮即可在几秒钟内判读数据。

如果两耳测出来的温度不同，以较高温度为准。

腋温的测量方法

任何年龄段的孩子都可以测量腋温。将孩子的腋窝擦干净，将电子体温计的探头放到孩子的腋窝处，把孩子的胳膊靠向身体，形成一个密闭的窝，体温计静置，发出"哔"声即表示测量完毕。

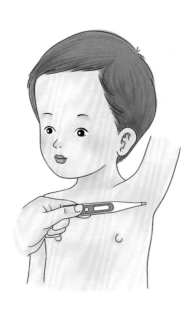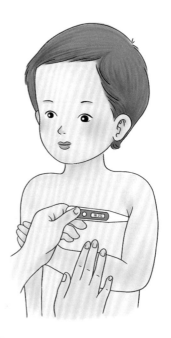

图 5-4　腋温测量方法示意图

额温的测量方法

家长还可以使用额温计给孩子测量额温（通过红外探测器测量颞动脉的温度）。美国儿科学会（AAP）认为，如果操作方法正确，其测量值还是很准确的，所以很多医院也开始使用这种测量方式。目前认为，3月龄以下的婴儿可以测量额温（但目前还没有相关指南推荐）。

额温的测量方法和耳温类似，测量部位是前额两侧，额温计静置直到发出"哔"声即表示测量完毕。

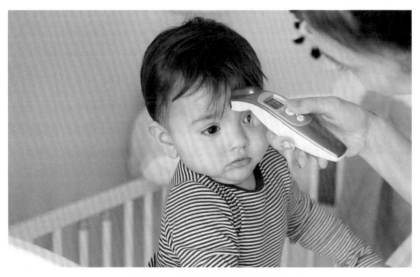

图 5-5　妈妈正在给宝宝测量额温

 孔大夫提醒

请家长注意，对比孩子前后体温时，要用同一部位的温度对比，不要上次测量耳温、下次测量腋温。

体温多少摄氏度需要退热？

发热对人体有一定的好处，退热到正常体温并不能减少并发症和病死率，所以如果孩子没有不适反应就没有必要退热。

目前儿科临床一致的观点是，如果孩子没有基础疾病和危重表现，没有情绪低落，就无须使用退热药，让孩子自己退热即可。在需要退热的时候，应使用退热药退热，不要采用物理降温。

关于体温达到多少摄氏度需要使用退热药，国内外的指南说法不同：《中国0～5岁儿童病因不明急性发热诊断和处理若干问题循证指南（标准版）》建议肛温超过39℃（口温超过38.5℃，腋温超过38.2℃）需要使用退热药，而国外有些指南认为肛温超过40℃、腋温超过39.2℃才需要使用退热药。

指南中提到的体温值家长不易记忆，并且如果等到体温升到40℃才给孩子降温，家长们可能无法接受。所以，我们结合国内外指南的建议，总结了一个简单的记忆方法：不论测量哪个部位的温度，如果温度值超过38.5℃或39℃了，就应该给孩子使用退热药；或者体温虽然没有那么高，但孩子看着不舒服、精神状态差，也可以使用退热药。到底以38.5℃还是以39℃为使用退热药的界限值呢？家长可以根据自己的接受程度选择，哪个都可以。

虽然提前给予退热药不能降低热性惊厥的复发率，但也有文章提到热性惊厥更多地出现于高热状态时，所以建议有热性惊厥史的孩子，体温超过38.5℃时就使用退热药。之所以将体温界限划定为38.5℃，首先是因为其达到了降温的低限标准，不会造成过早用药；另外，万一能预防热性惊厥呢？用了反正没有坏处。

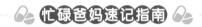

忙碌爸妈速记指南

- 尽量不要使用水银体温计给孩子测量体温，以防破裂导致水银中毒及污染。
- 给孩子测量体温前，让其先处于安静状态 15 ~ 30 分钟。
- 孩子体温超过 38.5℃ 或 39℃，应给予退热药。具体以哪个温度为准，家长可以根据自己的接受程度选择哪个都可以。

Chapter 6

退热首选退热药

应该选择哪种退热药

退热不要使用阿司匹林和激素类药物，比如地塞米松、甲强龙等，建议选择对乙酰氨基酚（商品名为泰诺林）或者布洛芬（商品名为美林）。

对乙酰氨基酚的用法

对乙酰氨基酚是解热镇痛类的非处方药，用于儿童发热，也用于缓解轻度至中度疼痛，如头痛、关节痛、偏头痛、牙痛、肌肉痛、神经痛。国内目前有两种剂型，一种是混悬液，另一种是滴剂。混悬液 100ml/ 瓶，浓度为 32mg/ml；滴剂 15ml/ 瓶，浓度为 100mg/ml，注意不要混淆！

那么具体用药原则是什么呢？

● 体温超过 38.5℃或 39℃时用药；或者体温没有这么高，但是孩子不舒服时用药。

● 3 月龄以下的婴儿发热时请就医，不要擅自用药；超过 3 月龄的孩子，可以使用该药物。

● 有蚕豆病、肝功能损伤的孩子不能使用这种药，请选择布洛芬。补充一点，健康的孩子无须考虑肝功能损伤问题，如果医生没有明确告知您孩子肝功能有问题，正常使用即可。一般儿童的肝功能损伤多在严重疾病后出现，医生都会监测并告知家长的。

孔大夫说

什么是蚕豆病？

　　蚕豆病表现为进食蚕豆后引起细胞破坏，产生溶血性贫血，严重者出现乏力、黄疸、发热、恶心、腰痛、酱油色尿等表现，在我国南方地区多见，儿童多于成人。患者的红细胞膜上缺乏葡萄糖-6-磷酸脱氢酶，这个酶能维持红细胞的完整性、保护红细胞免受氧化剂的损害，在进食蚕豆后，会导致红细胞膜破坏，从而导致溶血，但具体机制目前还不清楚。

● 若与布洛芬（口服或肛塞剂型）交替用药，至少间隔 2 小时使用。

● 可重复使用，最短使用间隔 4 小时（口服或肛塞剂型），24 小时内使用次数不要超过 5 次。

● 每次用量 15mg/kg，单次最大使用剂量 1g，24 小时最大使用剂量 4g。

● 用药后 30 ～ 60 分钟起效，能使体温降低 1 ～ 2℃，药效可维持 4 ～ 6 小时。

● 请检查是否在保质期内，开口后 1 月内使用效果最佳。

● 请检查药物的剂型（滴剂还是混悬液），按照表 6–1 用量用药。

● 如果按照药品说明书建议的剂量能降温，无须使用表中推荐的最大用药量。

● 国外买的英文名为 Tylenol、Paracemol 和 Panadol 的药物其成分都是对乙酰氨基酚，使用时也要注意剂型，与下面浓度一样方可按照用量表使用。

混悬液（带杯子的）一瓶为 100ml，3.2g；滴剂（带滴管的）一瓶

15ml，1.5g。

注意一定不要把泰诺林（对乙酰氨基酚）与泰诺（图6-1）混淆，泰诺林（对乙酰氨基酚）是单纯的退热药；泰诺（酚麻美敏片）是复合感冒药，里面含有对乙酰氨基酚、盐酸伪麻黄碱（减充血药、能减少鼻涕）、氢溴酸右美沙芬（止咳药）、马来酸氯苯那敏（抗过敏药）。对于6岁以下的儿童而言，我不推荐使用复合感冒药，所以家长千万不要用错了！

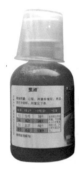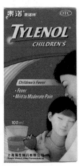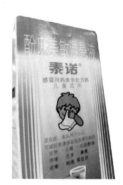

图6-1　别把泰诺林（对乙酰氨基酚）（左图）与泰诺（右图）混淆了

● 根据用量表计算用药量时，滴剂用量四舍五入。为方便大家使用，混悬液精确到0.5ml，滴剂精确到0.1ml。取药时，混悬液杯子上刻度精确到1ml，滴管刻度精确到0.1ml，尽量准确地取吧。

●另外，混悬液需要按压才可以打开，请提醒家里的老人哦。

布洛芬的用法

布洛芬目前国内适用于儿童的也是有两种液体剂型：混悬液每瓶100ml，浓度为20mg/ml；滴剂每瓶15ml，浓度为40mg/ml。

● 体温超过38.5℃或39℃时用药；或者体温没有这么高，但是孩子不舒服时用药。

●3月龄以下的婴儿发热时请就医，不要擅自用药。

- 6月龄以下的孩子不要擅自使用这类药，可以选择对乙酰氨基酚。

- 有肾功能损伤、患血友病或其他出血性疾病如消化道出血的孩子不要使用该药。

- 如果孩子有脱水问题，不要使用该药，可以选择对乙酰氨基酚。

- 若与对乙酰氨基酚（口服或肛塞剂型）交替用药，至少间隔2小时使用。

- 每次用量为10mg/kg，在家里使用时单次最大剂量为400mg，24小时最大剂量为1.2g。

- 住院情况下单次最大剂量为600mg，24小时最大剂量为2.4g。

- 该药物在使用后1小时起效，峰值效果维持3～4小时，能使体温降低1～2℃。

- 最短间隔6小时可重复使用（口服或肛塞剂型），24小时使用不要超过4次。

- 请检查是否在保质期内，开口后1月内使用效果最佳。

- 请检查药物的剂型（滴剂还是混悬液），按照表6-2推荐用量用药。

- 表中给出的是最大用药量，如果按照药品说明书建议的剂量能降温，

表 6-1　对乙酰氨基酚用量表格

体重（kg）	对乙酰氨基酚最大用量（ml）	
	15mg/kg·次	
	混悬液	滴剂
6	2.5	0.9
7	3.0	1.0
8	3.5	1.2
9	4.0	1.3
10	4.5	1.5
11	5.0	1.6
12	5.5	1.8
13	6.0	1.9
14	6.5	2.1
15	7.0	2.2
16	7.5	2.4
17	8.0	2.5
18	8.0	2.7
19	9.0	2.8
20	9.0	3.0
21	9.5	3.1
22	10.0	3.3
23	10.5	3.4
24	11.0	3.6
25	11.5	3.7
26	12.0	3.9
27	12.5	4.0
28	13.0	4.2
29	13.5	4.3
30	14.0	4.5
31	14.5	4.6
32	15.0	4.8
33	15.0	4.9
34	16.0	5.1
35	16.0	5.2
36	16.5	5.4
37	17.0	5.5
38	17.5	5.7
39	18.0	5.8
40	18.5	6.0
41	19.0	6.1
42	19.5	6.3
43	20.0	6.4
大于43kg	20.0	6.5

无须使用表中推荐的最大用药量。

● 国外买的例如英文名为 Motrin 和 Nurofen 的药物其成分都是布洛芬，使用时也要注意剂型，与下面浓度一样方可按照此用量表使用。

混悬液一瓶 100ml，20mg/ml；滴剂一瓶 15ml，40mg/ml。

● 根据用量表计算用药量时，滴剂用量四舍五入，精确到 0.1ml，滴剂的比精确值大 0.05ml，因为喂药不可能全部喂入，多一点没问题。取药时，混悬液杯子上刻度精确到 1ml，滴管刻度精确到 0.1ml，尽量准确地取吧。

● 另外，混悬液需要按压才可以打开，请提醒家里的老人哦。

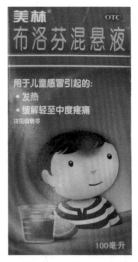

图 6-2　家长要认清布洛芬的包装

表 6-2　布洛芬用量表格

体重（kg）	布洛芬最大用量（ml）	
	10mg/kg·次	
	混悬液	滴剂
6	3	1.5
7	3.5	1.8
8	4	2.0
9	4.5	2.3
10	5	2.5
11	5.5	2.8
12	6	3.0
13	6.5	3.3
14	7	3.5
15	7.5	3.8
16	8	4.0
17	8.5	4.3
18	9	4.5
19	9.5	4.8
20	10.0	5.0
21	10.5	5.3
22	11	5.5
23	11.5	5.8
24	12	6.0
25	12.5	6.3
26	13	6.5
27	13.5	6.8
28	14	7.0
29	14.5	7.3
30	15	7.5
31	15.5	7.8
32	16	8.0
33	16.5	8.3
34	17	8.5
35	17.5	8.8
36	18	9.0
37	18.5	9.3
38	19	9.5
39	19.5	9.8
40	20	10.0
大于 40kg	20	10.0

退热药能联合使用吗？

不推荐两种退热药联合使用，虽然有实验证明这两种药物联合使用比单用一种对降温更有效，但是对于其缓解临床症状方面是否更好即孩子是否更舒服，现在尚不清楚。另外，联合用药还有可能导致孩子肝、肾损伤，所以不要联合使用。

退热药能交替使用吗？

两种退热药可以交替使用，但不推荐。

原因不是担心会有副作用，而是怕家长用混了，导致同一种药物过量使用。什么意思呢？例如，你上次用的是布洛芬，那下次该用对乙酰氨基酚了，如果没记住，记成了上次用的是对乙酰氨基酚，可能就会给孩子服用布洛芬，如果两次用布洛芬在 6 小时之内，就可能给孩子带来伤害。有的家长会问，如果总是使用一种退热药，是不是积累的副作用更大呢？要不要让孩子服用一天布洛芬、再服用一天对乙酰氨基酚呢？没有必要这样做，交替使用退热药不能降低副作用。

基于以上原因，推荐：如果一种退热药能控制发热，就没有必要交替使用。除非使用一种药物效果不好，才需要交替使用。一般建议如果孩子服一种退热药 2 小时体温没有下降或者有上升趋势，可以换另一种退热药。不要太早换另一种药，要给药物发挥作用留出时间。

孩子睡着了是否需要叫醒喂药？

基于退热的目的是让孩子舒服，而孩子能睡着觉肯定是不难受的表现，所以目前不推荐孩子发热睡着后叫醒孩子吃退热药。这种情况在大多数情况下正确，但是对于有基础疾病的孩子，如患心脏疾病、肺部疾病、代谢性疾病的孩子，个人认为可能就不合适了。因为发热对这些孩子的影响很大，看似孩子睡着了，有可能是虚弱地睡着了。

所以，个人建议这些孩子如果体温超过 38.5℃或者 39℃，并且手脚冰凉，提示处于体温上升期，应该叫醒孩子让其服退热药，以减少继续发热对孩子的损伤。

另外，家长要注意有热性惊厥史的孩子，体温超过 38.5℃时睡着了，也应该叫醒喂药。

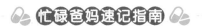

忙碌爸妈速记指南

- 对乙酰氨基酚不用于 3 月龄以下的孩子，24 小时使用不超过 5 次。
- 对乙酰氨基酚 24 小时最大使用剂量不超过 4g，用药最短间隔为 4 小时。
- 布洛芬不用于 6 月龄以下的孩子，24 小时使用不超过 4 次。
- 布洛芬 24 小时最大使用剂量不超过 1.2g，用药最短间隔为 6 小时。
- 两种退热药不要联合使用。如果一种退热药能控制发热，没有必要两种药交替使用。

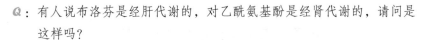

网友精选留言

Q：有人说布洛芬是经肝代谢的，对乙酰氨基酚是经肾代谢的，请问是这样吗？

A：这两种药都是经肝、肾代谢，可以理解为布洛芬对肾损伤较大，对乙酰氨基酚对肝损伤较大。

Q：用量表反复看了 1 个多月也没看明白，比如体重为 6kg 的宝宝使用布洛芬混悬液用量应该是 6×3=18ml 吗？还是直接用 3ml？

A：啊，您想得太多啦。表里的数值都是直接拿来用的，就是 3ml。

Q：请问，肛门退热栓能用吗？跟布洛芬比哪个更安全？

A：能用肛门退热栓。布洛芬、对乙酰氨基酚都有退热栓制剂。目前首选的方式是口服，如果孩子不能口服，可以使用肛栓。

Q：布洛芬的使用间隔是 6～8 小时吧？

A：最短间隔 6 小时，缓释剂型除外，说明书一般会建议每 8 小时或 12 小时用一次，但是对于儿童而言，不要使用缓释剂，因为孩子很快就会再次发热，等不了这么久。

Q：用量表中的使用量好像比药品说明书中推荐的使用剂量大。

A：是的，用量表中的使用量是按体重计算的。

Q：表中的剂量是 24 小时内最大服用剂量，还是每次服用的最大剂量？

A：是每次服用的最大剂量。

Q：有一种药叫臣功再欣，可以做退热药吃吗？

A：臣功再欣是复方药，里面有抗过敏成分，含锌，单独退热不要用。

Q：孔医生，对乙酰氨基酚的说明书上说用于 1 岁以上的儿童，能不能理解为 1 岁以下最好不用？

A：发热后该出手就出手！可以用。

Q：我家娃 1 岁，发热后服用布洛芬，体温差不多都是在药效时间内降低，然后又升上去。说明书上说服用时间不能超过 3 天，是不是如果服用该药 3 天内都没有恢复到正常体温就需要再去医院？医生后来诊断为口腔炎。

A：使用时间可以超过 3 天，如果孩子状态好不用看医生。

Q：请问布洛芬持续用了五六天，会有白细胞计数严重下降的情况吗？

A：也有可能是病毒感染，什么药都不用白细胞计数也会降。

Q：1 岁半以上的宝宝发热用混悬液还是滴剂？混悬液和滴剂都一样吗？只是浓度不一样，吃的量不一样，是吗？

A：混悬液与滴剂只是浓度不同、用的毫升数不同，但用药量、药效都是一样的。

Q：蚕豆病宝宝可以用这两款退热药吗？

A：最好只用布洛芬，不用对乙酰氨基酚。

Q：我有几个疑问，烦请孔医生解答。如果有脱水问题为什么不能用布洛芬？可以用对乙酰氨基酚吗？这两种退热药不是都会引起出汗吗？另外，说明书上的剂量都明显偏小，年龄相同，体重也不一样，退热药的用量一定要按照体重计算吗？

A：在医院补液的同时可以使用布洛芬，但是因为布洛芬可能导致肾毒性，如果孩子脱水严重，在家里就不要使用了，不然发生肾损伤后影响排尿。退热药按照体重计算用量最好，说明书是根据体重算的一个大概的用量，不是准确的用量。

Q：如果遇到持续发热，需要交替用药吗？

A：建议一种退热药用够量，一般都能将发热控制在 6 小时左右，然后再次使用同种退热药。如果使用一种退热药确实无法控制体温，那也只能交替用药了。

Q：交替使用的意思是每种药每 24 小时都可以用 4 次吗？一共 1 天可以用 8 次，可以这么理解吗？

A：可以，但是一般不要这么用。如果控制不了发热，尽快看医生。

Chapter 7

被误读的物理降温

物理降温时机很重要

首先，各大指南都不推荐发热时采取物理降温了，因为用的时机不对，不仅不能退热，还会让孩子不舒服，例如会出现寒战、发抖等不适症状，所以已经不推荐使用了。原理给大家讲一讲。

首先得给大家介绍下发热分期。发热分为体温上升期、高温持续期和体温下降期。

● 体温上升期：发热开始阶段，由于体温调定点上移，原来正常的外界温度变成冷刺激，体温调节中枢发布调温指令，使产热增多、散热减少，临床表现为畏寒、皮肤苍白，重者有寒战表现。

● 高温持续期：体温升高到调定点新水平，不再继续上升，此时产热和散热处于相对平衡状态。因为开始散热，所以皮肤血管扩张、血量增加、皮肤温度上升、皮肤水分蒸发加强，临床表现为患儿自觉酷热，皮肤发红、干燥。

● 体温下降期：随着发热激活物、致热原消耗或消除，体温调节中枢的调定点返回正常水平。此时体温高于调定点，出现明显的散热反应。皮肤血管进一步扩张，临床表现为大量出汗。

在体温上升期，如果调定点是40℃，即使孩子体温是39℃还是会感觉冷，这时给孩子进行物理降温不亚于把他的衣服扒光了放到北极，孩子是会非常不舒服，会加重发抖、打寒战的程度。另外，这时即使你用物理降温把孩子体温降下来了，过一会儿还得升上去，因为调定点还没变。

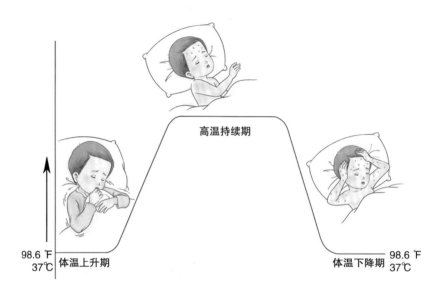

图 7-1 在发热不同时期孩子的表现

通过以上讲解大家知道为什么不推荐物理降温了吧？在体温上升期是一定不能进行物理降温的，否则适得其反。

那么，是不是完全不能进行物理降温呢？也不是，例如如果孩子处于高温持续期和体温下降期，会觉得特别热，那给他洗个澡行不行？当然可以，退热的目的就是让孩子舒服，只要孩子觉得舒服就可以。如果在这两个分期孩子不觉得热了，那就不要进行物理降温了，因为体温已经不会上升只会往下降了。

如何进行物理降温?

给孩子进行物理降温时，不能使用酒精、冰水，其降温效果太明显，孩子会受不了，可以选择温水浴或用湿毛巾擦拭大血管走行的部位，如腋窝、腹股沟等处。

家长一定要记住，孩子愿意时才给予物理降温，孩子不愿意时不要进行物理降温。

给孩子洗温水浴时要注意以下几点：

● 室温保持在24℃左右。

● 在浴盆（浴缸）中放入2.5～5.0cm深的温水，大人可以用手背测试水温，感到温暖即可，以孩子觉得舒服为主。

● 将孩子抱入浴盆（浴缸）中，用干净的毛巾或海绵蘸水擦拭孩子的躯干、手臂和腿。随着水分的蒸发，孩子的体温会下降。继续给孩子擦拭，直到体温降到可接受的水平（下降1～2℃）即可。

● 如果孩子不接受擦浴，那就只让他坐在浴缸里玩水也好。

● 如果孩子坐在浴缸里出现烦躁、不舒服的表现，最好把他抱出来，即使体温没有下降也不要再继续了。

什么情况一定要进行物理降温?

孩子中暑的时候一定要进行物理降温！

中暑时的体温升高是因为身体热量太多来不及散热导致的，体温调定点没有变，用退热药没有用，只能使用物理降温了。

宝宝发热时能盖被子吗?

这是一个争论很久的问题。宝宝一旦发热了，爷爷奶奶认为一定要盖上被子，捂出汗来；爸爸妈妈说一定要散热才能降温。到底哪种做法对呢？其实这两种方法都对又都不对——用对时候就对，用不对时候就不对！

简单地说就是，当孩子说冷的时候、打寒战的时候，要盖上被子；孩子已经开始冒汗了、说热的时候，一定要帮助他散热，千万不要盖被子！为什么呢？

 孔大夫说

孩子反复低热、状态一般需要看医生吗？

第一，状态一般是一个让人疑惑的词语，不同的家长理解是不一样的。孩子生病的时候，精神状态会比平时差一点儿，这一般没有问题。但是，如果孩子看着病恹恹的，整天无精打采的，总是想睡觉，不想吃，不想喝，一天都没有一点儿精神，这就表示状态差，无论是否发热都要看医生。

第二，反复发热如何确定。我们要知道发热的频率是否减少或者峰值是否降低。如果发热越来越频繁，峰值逐渐升高，即使体温没到达38℃，也建议让医生检查一下，否则不需要就医。

● 盖被子的目的是通过保暖让孩子感觉舒服，而不是捂汗（即使孩子感觉热也一直捂到出汗），应在孩子感觉冷时保暖，感觉热时立即为其散热。

● 感染引起的发热（排除了穿得多、中暑导致的发热），在体温变化的3个阶段（体温上升期，高温持续期，体温下降期）要给予不同的措施：在第一阶段可以给孩子盖被子，之后两个阶段一定不要给孩子盖被子。为什么呢？

孩子在体温上升期、有寒战的时候，建议给其盖被子，因为体温上升时大脑发出指令，让人体一定要把体温升高到39℃，目的是把细菌或病毒杀死。这时候，身体的肌肉开始执行这一指令，拼命地"抖动自己"以产生热量——这就是孩子为什么会出现寒战的原因。另外，这个时候血管开始收缩，热量散发减少，这是孩子手脚发凉的原因。

这个时候如果孩子全身都发冷，要立即给他盖上被子，这样做不仅能让孩子自己产热，还能减少热量的散发，还能帮助完成大脑的指令（体温达到39℃），孩子也会感觉舒服很多。同时，只要你不给孩子捂得特别严实，也不会导致体温急剧上升并出现热性惊厥等。

如果孩子没有寒战，只有手脚发凉，建议给孩子手脚保暖就行了。例如弄个暖水袋温暖孩子的小手、小脚就行了，不用盖被子。为什么呢？因为孩子没有寒战，全身没有冷的感觉，体温上升速度不是很快，这时盖上被子孩子可能反而会不舒服；如果盖上被子后孩子的身体开始散热了，没有及时取下被子，可能就会把孩子捂得更热，反而不好。

当体温达到要求的39℃时，大脑会下达指令让目前的温度维持一会儿（高温持续期），目的是限制细菌、病毒繁殖。这时人体就不再努力产热了，产热和散热达到平衡，孩子不再有不舒服的感觉，手心、脚心都暖和了，且开始逐步向外散热，这时不要给孩子盖被子，要拿开被子，帮助孩子散热。这个时候孩子也会喊热，自己也会把被子踢开。

体温下降期，细菌、病毒已经被限制地差不多了，于是大脑命令人体先休息一下，把体温降到36.5℃。此时血管扩张显著，热量散发更多，孩子出汗更多，更不能给他盖被子了。你给孩子盖上被子，孩子也会踢开的。如果你给孩子盖太多或穿太多，体内热量散不出来，导致孩子一直处于高热状态，反而危险！

- 当孩子发热处于高温持续期、体温下降期时，一定不要给他盖被子！
- 给孩子盖上被子后，一定记得及时撤下来！

网友精选留言

Q：文章意思是，发热期间额头、后背都很热，但是手脚冰冷，说明还在升温过程中，不能降温，需要保暖；如果全身发热、手脚发烫，说明需要降温、散热。是这么理解吗?

A：是的。

Chapter 8

发生热性惊厥怎么办？

什么是热性惊厥？

热性惊厥是指患儿因为发热（体温在 38℃以上）而导致的惊厥，通常发生在体温上升期，排除癫痫、中枢神经系统感染或炎症，或者其他触发抽搐的原因之外的惊厥。如果孩子没有发热却出现惊厥，或者明确是脑炎、脑膜炎等脑内感染导致的惊厥，则不是热性惊厥。在某些病原感染导致的发热引起的惊厥中，比较常见的是大家最熟悉的引起幼儿急疹的病毒即人类疱疹病毒 6 型（热性惊厥发作时的表现将在"热性惊厥诊断要点和分类"一节介绍）。

为什么发热会导致惊厥？

大脑正常情况下是通过放电指挥身体的各项活动的，如果大脑乱放电（乱下命令），身体就会出现问题，例如四肢乱抖动、神志不清等。发热导致的惊厥，也是大脑乱放电引起的，具体有以下两个原因：

第一，发热使中枢神经系统处于过度兴奋状态，脑细胞对内外环境中的各种刺激敏感度增高，惊厥阈值降低。

打个比方，假设一个人从早晨起来就不顺，起晚了，没赶上公交车，吃饭吃出了虫子，迟到了被领导批评……在这种情况下，他特别容易有不良情绪，哪怕是一点儿小事情，例如回到家吃着饭突然灯泡坏了，平时肯定不会生气，换个灯泡就行了，但这时他可能会很崩溃，因为受了一天的刺激，生气的阈值大大降低了。

第二，神经元异常放电。发热时神经元代谢率增加，耗氧量增加，糖代谢增强，脑细胞功能紊乱导致异常放电而引起惊厥。这个也好解释，就像一直让发动机超负荷运转，是会出故障的。

哪些孩子容易发生热性惊厥？

5 岁以下儿童热性惊厥的发生率为 2% ～ 4%，这个比例比较高。

● 热性惊厥多发生在 6 月龄至 5 岁这一年龄段，高发年龄为 12 ～ 18 月龄，这和孩子大脑发育不完善有关。

孔大夫说

为什么不叫高热惊厥？

热性惊厥以前确实称作高热惊厥，人们认为体温越高越容易发生惊厥。之后研究发现，虽然惊厥常见于体温较高时，但更重要的是在体温快速上升期出现惊厥，所以就称为热性惊厥，强调惊厥和发热有关。

但是，目前这个说法又受到了质疑，又有文章提出，虽然在体温快速上升期会出现惊厥，但是体温超过 40℃ 出现的惊厥比 39℃ 时多，所以人们还是认为高热和惊厥更相关，但是证据尚不充足，所以名称还没改，大家要注意这个问题。

- 男孩多见，男女比例为 1.6∶1，这可能和男孩大脑发育慢有关。

- 父母和孩子之间、兄弟姐妹之间可能都有热性惊厥史，提示热性惊厥有遗传性。研究证明，同卵双胎中，一个孩子有热性惊厥，另一个孩子发生热性惊厥的可能性高达 64%。

- 热性惊厥的发生和孩子的生长发育情况、性格等没有关系，有些家长认为孩子爱生气容易出现热性惊厥，这是不对的。

热性惊厥诊断要点和分类

热性惊厥的诊断要点

- 体温超过 38℃伴有抽搐（肛温超过 38.5℃）。

- 孩子年龄在 3 月龄至 6 岁。

- 没有中枢神经系统感染。

- 没有可能导致抽搐的急性全身性代谢问题。

- 没有无热惊厥史。

热性惊厥的分类

热性惊厥通常分为单纯性和复杂性两类。

- 单纯性热性惊厥是最常见的（发生率为 70%～80%），抽搐发作时间短于 15 分钟（大多数短于 5 分钟），24 小时内发作一次。患儿表现为全身强直－痉挛性抽搐，非局灶性的（即波及全身组织、器官，而非局限于较小区域内），也有非强直或强直表现。

- 复杂性热性惊厥（发生率为 20%～30%）发作超过 15 分钟，或呈局灶性发作（例如只是胳膊或腿发抖，或身体一侧发抖），或有发作后轻度瘫痪（非常少见，0.2%～4% 的复杂性热性惊厥会出现），或者 24 小时发作超过 1 次。

孔大夫说

什么是强直?

大家可能不明白什么是强直，其实一说就能理解，就是腰背伸直、肌肉紧缩、四肢伸直的状态。非强直就没有这些表现。痉挛的意思是由于肌肉收缩出现的不自主的、抽搐的动作，即不断的抖动。

表 8-1　不同类型热性惊厥发作特点

特点＼分类	单纯性	复杂性
发生率	70%～80%	20%～30%
抽搐时间	少于 15 分钟	多于 15 分钟
24 小时次数	一次	多次
发作类型	以全身强直-痉挛发作为主	局灶性（一侧肢体） 发作后轻度瘫痪（0.2%～4%）

另外，还有一个热性惊厥持续状态：热性惊厥发作时间超过 30 分钟，或反复发作、发作间期意识未恢复达 30 分钟及以上。

热性惊厥要与其他疾病相区分

热性惊厥与寒战如何区分?

● 累及哪些肌肉：寒战表现为关节有规律的震颤，通常是全身震颤为主，并累及关节周围的肌肉，很少累及面部肌肉或呼吸肌，但是热性惊厥发作时这些部位的肌肉均受累。

●意识是否丧失：寒战发作时意识没有丧失，而惊厥发作时意识丧失，通过观察眼睛的活动能看出来。

●颤抖是否能止住：如果是寒战，握住颤动的肌肉，颤动可止住；而发生热性惊厥，颤动无法通过外力止住。

热性惊厥与脑膜炎如何区分？

导致惊厥的脑膜炎，60%存在脑膜刺激征，表现为头痛、喷射性呕吐、颈项强直，及克氏征、布氏征阳性（图8-1）。

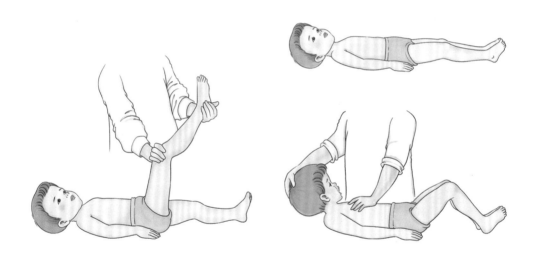

图8-1 克氏征（左图）与布氏征（右图）的检查方法示意图

上面左图为克氏征的检查：把一侧髋关节和膝关节弯曲呈90°，然后检查者将患者小腿上抬伸直，正常应该能够达到135°，如果遇到阻力或患者感觉疼痛，则为阳性。

上面右图为布氏征检查：患者去枕取仰卧位，下肢伸直，检查者一手托起患者后枕部，另一手按于其胸前，当头部被动上托、颈部前屈时，双髋与膝关节同时不自主屈曲则为阳性。

热性惊厥的孩子没有以上表现。另外，虽然有的孩子没有以上表现，但如果家长觉得孩子状态不好，找不出原因，可以请医生评估孩子的精神状态、囟门大小等。

孩子发生热性惊厥了怎么办？

大部分热性惊厥会在短时间内自行停止，家长不要慌张，可以采取以下措施：

● 解开孩子的衣领，保持呼吸通畅。让孩子取侧卧位，左右都可以。不要让孩子坐着，避免孩子惊厥发作时摔倒。另外，因为惊厥发作的孩子会有口腔分泌物或呕吐物，让其侧卧可以避免分泌物被误吸入气管，造成窒息。

● 确保孩子的周围环境是安全的，没有桌子、椅子，以免孩子抽搐时发生碰撞，造成二次损伤。把孩子放到地板上前注意铺上被子，只有在周围环境不安全时才可以移动孩子。

采取以上措施就足够了，等孩子自己恢复就行，最好能记录下孩子抽搐的时间、抽搐的类型，如果能录像最好。但是，家长们很难做到这一点，毕竟是自己的亲生孩子，一旦孩子出现抽搐表现，那比天塌了还严重。

作为医生，我可以负责任地告诉大家，热性惊厥绝大多数都是单纯性的，对孩子的大脑发育没有影响，继发癫痫的可能性也非常小，不用担心。

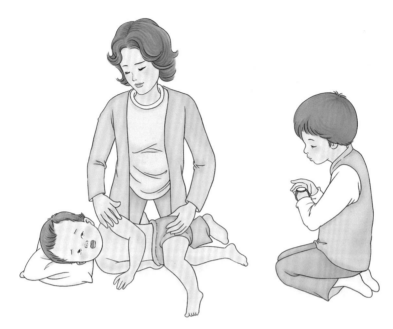

图 8-2　孩子发生热性惊厥时要冷静面对

千万不要这么做！

下面是不建议做的，否则不仅没有好处，还可能导致孩子受伤。

● 不要在抽搐发作时为了给孩子降温把孩子放到浴缸里，即不要动孩子，但可以采取其他方法给孩子降温，如肛塞对乙酰氨基酚栓剂（注意，不要口服）。孩子抽搐时，家长大多很慌张，无法冷静下来做这件事情，不做也没关系。

● 不要试图使用束缚的方式停止孩子的抽搐，让孩子自己恢复，不要按住或抱住孩子，不要把孩子的胳膊扳直，也不要按住或绑住孩子的大腿。可以怎么做呢？可以给孩子肛塞安定凝胶（此药物国内没有）。如果孩子抽搐时间超过 5 分钟，可以给予静脉或者肌肉注射止惊药物，但这是医生做的事情。

●不要往孩子的口腔里塞任何东西，相反，如果口腔内有东西要尽量轻柔地取出，防止孩子误吸阻塞呼吸道，但要注意不要硬抠！热性惊厥发作的孩子可能会有头部震颤，牙关通常是紧闭的，一般不会咬伤自己的舌头，所以不要往孩子嘴里放压舌板、手指等，避免阻塞呼吸道、损伤牙齿。有时压舌板会被孩子咬断并进入气管、食管，造成这些部位的划伤，非常难处理。

●不要掐人中穴、虎口穴，这样做只会损伤皮肤，没有停止抽搐的作用。

●不要在孩子抽搐时抱起孩子去医院，否则会导致损伤。

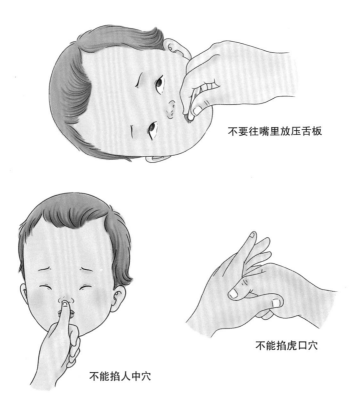

不要往嘴里放压舌板

不能掐人中穴

不能掐虎口穴

图8-4　孩子发生热性惊厥时千万不要这么做！

- 热性惊厥常见于体温上升期，而非高温期。
- 大多数热性惊厥发作时间短于 5 分钟，24 小时内发作 1 次。
- 家长应牢记孩子发生热性惊厥时哪些应该做、哪些不应该做。

热性惊厥会对孩子的大脑发育造成不利影响吗？

大家现在不恐惧发热了，因为知道发热不会烧坏大脑，可是听到惊厥还是感觉很恐怖，害怕对孩子的大脑发育造成不利影响。其实，热性惊厥就是看起来恐怖，其导致的中枢神经系统异常（如发育落后、智力落后、运动落后）极为少见。单纯性热性惊厥不会对孩子造成大脑损伤，复杂性热性惊厥或热性惊厥持续状态可能导致脑损伤，但也不是一定会造成脑损伤。

研究表明，只要以后孩子未发生无热癫痫，即使是复杂性热性惊厥或热性惊厥持续状态，也不会发生永久性运动障碍或出现智力发育落后。

有些家长会说某某的孩子就是热性惊厥发作后变傻的，其实很可能那个孩子不是热性惊厥，而是脑膜炎或者脑出血等问题导致的惊厥，本来大脑就有损伤了。

热性惊厥发作可造成短暂性脑缺血缺氧，热性惊厥反复发作可造成海马神经细胞损伤和结构改变，引起大脑局部损害而致癫痫，而癫痫是影响脑发育的。如果热性惊厥没有导致癫痫，就不用担心。

热性惊厥会发展为癫痫吗？

家长们很怕孩子的热性惊厥发展为癫痫，那咱们就先说说癫痫是什么。癫痫是各种原因引起的大脑神经元突发性异常放电，导致短暂的大脑功能障碍，发作时出现痉挛、意识障碍等表现，如果不治疗会反复出现，影响孩子的身心、智力发育，严重的会导致孩子死亡。

儿童单纯性热性惊厥发展为癫痫的概率为 1% ～ 2%，只比正常孩子高一点儿。据推测，在儿童和青少年中，0.5% ～ 1% 的孩子会出现 1 次无热惊厥，人群中活动性癫痫的患病率为 0.5% ～ 0.7%。

儿童发生复杂性热性惊厥（反复发作，局灶性，持续时间超过 15 分钟），如果存在神经系统发育异常（巨颅、脑积水、脊膜膨出等），并且一级亲属（父母、兄弟姐妹）有癫痫病史的，发展为癫痫的概率为 5% ～ 10%。

60% 以上的热性惊厥患儿没有以上问题，所以不用太担心。存在上述 1 个危险因素，癫痫发生率为 2.0%；存在 2 个或 2 个以上危险因素，癫痫发生率增至 10%。

孩子发生热性惊厥后需要住院治疗吗？

其实，单纯性热性惊厥是不用住院治疗的，但家长们可能不敢在家里处理，毕竟家长们分不清楚是单纯性的还是复杂性的，总觉得去医院才安心。所以，遇到这种问题家长可以带孩子去医院，但要等到孩子抽搐结束后再带孩子去。

如果医生诊断孩子是单纯性热性惊厥，孩子抽搐后意识是正常的，但是可能会有些疲劳、想睡觉，这都没有问题，不用住院治疗，回家好好休息就行。如果是复杂性热性惊厥，例如孩子是局部性发作或持续的时间比较长，则建议在医院观察，医生会根据孩子的意识状态、发热情况、是否有脑膜刺激征等决定是否行腰椎穿刺、头部磁共振检查等，目的是明确孩子是热性惊厥还是其他原因导致的惊厥。

热性惊厥的孩子要接受头颅 MRI 或脑电图检查吗？

头颅 MRI 即头部的磁共振检查，因为人体的组织、水、血液、骨骼在磁共振中表达的影像是不一样的，所以可以通过检查发现孩子大脑组织是否有出血、积水或肿瘤等问题。这个检查挺安全的，没有 X 线辐射，家长可以放心。

单纯性热性惊厥的孩子不需要接受头颅 MRI 检查，复杂性热性惊厥的孩子如果有头围异常（小于同龄儿正常范围的第 3 百分位或者大于第 97 百分位）、皮肤异常色素斑（咖啡牛奶斑）、局灶性神经体征、神经系统发育缺陷或热性惊厥发作后神经系统异常持续数小时，需要接受 MRI 检查。

 孔大夫说

什么是咖啡牛奶斑？

咖啡牛奶斑是一种淡棕色的色素沉着，因其颜色像咖啡和牛奶混合后的样子而得名。这种色素在生后或者儿童早期出现，随着孩子的生长会等比例变大，一般对人体没有什么影响。但是，如果其数量超过 6 个，每个直径大于 0.5cm（青春期后大于1.5cm），要注意是否为神经纤维瘤。这也是为什么上文提到这样的孩子要接受头颅 MRI 检查的原因。

脑电图是通过脑电图描记仪将大脑发出的微弱的生物电放大并记录成为一种曲线图，可以帮助诊断疾病。大脑正常放电显示出来的曲线是规律的，形态是规则的；如果大脑出现异常放电，就会出现不整齐或者异常的波形（如高尖波等），从而可以对孩子是否有癫痫等疾病做出诊断。但是，热性惊厥是否要进行脑电图检查目前没有具体指南，可以明确的一点是，单纯性热性惊厥不用进行脑电图检查。

那么复杂性热性惊厥呢？目前没有明确的指南，并且国内外推荐的检查时间是相反的：国外医学界认为热性惊厥发作后 72 小时内检查可能有意义，国内医学界认为不要在急性期检查。所以，这让医生们也很难办。建议根据神经科医生的评估，但是不建议在急性期（1周内）检查，因为这时检查会有癫痫样放电，但孩子确实只是热性惊厥，对判断孩子是否会继发癫痫没有指导作用。即使1周后脑电图提示有癫痫样放电，也不会按照癫痫治疗，只有当孩子反复出现抽搐后才会按照癫痫处理。

所以，如果需要给孩子查脑电图，建议进行24小时连续检查，不要查短时间的，否则可能抓不住异常信号。

热性惊厥会复发吗?

会的。热性惊厥第一次发作后，有30%～40%的复发率，多在发病后1年内复发。大家不用担心，即使复发也多是单纯性的，对孩子没什么损伤。第2次发作后，复发率为50%。

有以下因素的孩子复发的可能性更大：

● 起始年龄小（< 18月龄），首发年龄小于1岁的热性惊厥患儿有50%的复发可能，而首发年龄大于3岁者复发率降至20%，即首发年龄越小，复发的可能性就越大。

● 孩子刚开始发热就出现抽搐。

● 一级亲属（父母或者兄弟姐妹）幼年时出现过热性惊厥，有热性惊厥史。

● 低热状态下惊厥发作，这个比较好理解，孩子在体温38℃时就出现惊厥的比在39℃出现惊厥的更容易复发。

热性惊厥能用药物预防吗?

退热药有效吗?

如果孩子有过热性惊厥，在下次发热的时候使用退热药有效果吗？目前大多数的研究认为没有效果，因为热性惊厥出现在体温急剧上升期，孩子的体温会上升得非常快，退热药无法快速起效，所以效果不好。

有一项研究专门针对231例曾发生过热性惊厥的孩子，当这些孩子再次发热时，体温超过38℃就给予退热药，研究发现热性惊厥的发病率和不使用退热药的孩子没有区别，所以认为没有效果。曾发生过热性惊厥的孩子再次发热的时候，体温多少摄氏度需要退热同未发生过热性惊厥的孩子一样，即体温超过38.5℃或者39℃再退热。但是，也有文章认为，高热是引起热性惊厥的主要原因，所以还是不能忽视使用退热药，并且用了退热药后孩子会感觉舒服，因此得尽早控制体温的上升。

目前推荐结合以上两个观点，把热性惊厥的退热温度规定为退热的低限值，即38.5℃。

抗癫痫药有效吗？

有些家长会说，既然使用退热药效果不好，那用抗癫痫药物预防惊厥行吗？例如地西泮、丙戊酸钠等。这些药物是有效的，能预防孩子发生抽搐，但并不能降低孩子以后患热性惊厥的概率。

单纯性热性惊厥对孩子的身体、大脑都没有不利影响，没有必要使用抗惊厥药物，抗惊厥药物的副作用较大。

如果孩子有以下情况，可以在孩子开始发热的时候使用抗癫痫药物：

● 短时间内惊厥频繁发作（6个月内≥3次或1年内≥4次）。

● 持续发生热性惊厥，需要药物治疗才能终止发作。这些孩子，在发热性疾病初期，给予足剂量口服地西泮或水合氯醛灌肠，可有效防止惊厥发生。

● 如果孩子1年内发作≥5次，或每次都是复杂性热性惊厥或惊厥状态持续，可以按照癫痫治疗（持续治疗 1 ~ 2 年），但需要请神经科医生诊治。

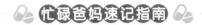
忙碌爸妈速记指南

- 单纯性热性惊厥不会损伤孩子大脑。
- 发生单纯性热性惊厥的孩子不用住院治疗；若非要去医院，应等抽搐结束后再带孩子去。
- 热性惊厥第一次发作后，有 30% ~ 40% 的复发率。
- 退热药并不能预防热性惊厥的发生。

Part 3

令父母头疼的
"咳咳咳"

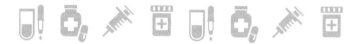

咳嗽是孩子经常出现的症状，也是家长最担心的问题之一。看着小家伙不停地咳咳咳，咳得小脸通红，家长恨不得替孩子难受，就想立刻把孩子的咳嗽止住，以免咳嗽发展成肺炎等严重疾病。

但是，你知道咳嗽是人体必需的反应吗？你能分得清导致孩子咳嗽的原因吗？你给孩子用的止咳药对症吗？咳嗽会发展为肺炎吗？这一部分咱们好好了解一下。

Chapter 9

咳嗽是一种保护

不会咳嗽的人都被呛死、憋死了

咳嗽和发热一样，也是人必须具备的生理功能。不会咳嗽的原始人，因为过早地被呛死、憋死，没能结婚、生孩子，基因就没能传下来，已经被淘汰在历史的长河里了，剩下的都是我们这种会咳嗽的人类。

为什么那些原始人会被呛死、憋死呢？因为人需要一刻不停地呼吸，所以呼吸道最容易被细菌、病毒入侵导致呼吸道感染。呼吸道感染是人最常见的疾病。呼吸道感染病菌后，鼻腔会发炎、分泌鼻涕，鼻涕多了会滴到咽喉处。咽喉有分泌物，支气管、肺泡也有分泌物——痰，这些分泌物能包裹细菌、病毒，如果总在呼吸道里不能被排出，很快就会把呼吸道堵住，氧气就进不去了，人自然会被憋死。

例如，某日一个原始人得到了一小块儿鸡肉，高兴得一边跳一边吃，谁知他高兴得太早，鸡肉呛到气管里了。可悲的是，他不会咳嗽，鸡肉卡在气管里出不来，最后丧了命。

当然，不是每次咳嗽都有作用的，有时候咳嗽不能将分泌物、病原等咳出体外，这种咳嗽就是无效咳嗽，例如不是分泌物刺激而是凉风刺激呼吸道引起的咳嗽。

另外，有时候孩子咳得太厉害，咳嗽半个小时都控制不住，孩子会非常难受。孩子会咳得嗓子痛，甚至感觉心脏都快被咳出来了，这样的咳嗽是必须要处理的。

导致咳嗽的常见原因

感染导致的咳嗽

孩子咳嗽最常见的原因是上呼吸道感染，因为感染会导致鼻黏膜、咽喉处黏膜损伤，而这些部位的黏膜下方就是咳嗽感受器。平时这些感受器被黏膜覆盖着，不会直接接触外界的刺激如分泌物、冷空气、刺激味道，但是黏膜损伤后这些感受器就直接面对刺激了，就会引起咳嗽。

感染引起的咳嗽，因为黏膜受损，所以不论白天还是夜晚都会因为刺激而出现咳嗽症状，开始时可能仅是由于鼻涕、咽喉分泌物的刺激，时间久了，呼吸道敏感性越来越强，孩子会对冷空气、烟雾等刺激很敏感，这就属于气道高反应了。

气道高反应就是本来对一些刺激是没有反应的，但是因为敏感性增强，导致气道对这些刺激出现了反应。主要可能和炎症刺激导致的组胺、白三烯分泌增多有关，和过敏时的身体反应一致，虽然并不是因为过敏原刺激导致的。

虽然咳嗽在白天、夜间都会发生，但是疾病开始的时候，孩子可能在白天咳嗽得比较多，因为白天孩子活动多，气道产生的分泌物及各种刺激较多；随着疾病的进展，孩子可能会出现夜间咳嗽增多的表现，这就和气道高反应有关了。

随着气道黏膜上皮层的修复和炎症的消退，咳嗽可在 1～3 周自然缓解。多数患儿症状可随时间的推移而减轻，不需要特殊处理。严重者使用抗胆碱能药物（减少呼吸道黏液的分泌，从而减少刺激）或皮质激素（直接控制炎症）雾化吸入，或抗组胺药、白三烯受体拮抗剂（治疗过敏的药物）。部分患儿需要给予抗生素治疗。

有些孩子没有发热等感染的表现，只是出现咳嗽、流清涕等表现，并且有可能在接触某些物品或者处于特殊环境、季节时出现，经过抗生素治疗没有效果，孩子咳嗽持续几个月也未见好转，这就提示孩子的咳嗽是过敏导致的。

■ 什么是过敏性咳嗽？

简单地说，过敏性咳嗽就是过敏因素刺激孩子呼吸道导致的咳嗽。过敏原分为室内和室外两种，室内过敏原主要是尘螨和真菌，室外过敏原主要是各种花粉、草籽等。

过敏性咳嗽的表现非常典型，就是孩子接触到过敏原即出现咳嗽或咳嗽加重，离开过敏原就不咳嗽了，再次接触过敏原又开始咳嗽。例如，很多生活在北方爱咳嗽的孩子，到了广州、深圳却不爱咳嗽了；有些一进到爷爷家就咳嗽的孩子，回到自己家也是不咳嗽了，就是这么神奇。

室内过敏原和室外过敏原的区别是，一个是常年性刺激，一个是季节性刺激。室内过敏原对于孩子来说是一直可以接触的，室外的春季花粉、秋季草籽等过敏原则是季节性接触的。

■ 过敏性咳嗽的诊断和治疗

如果孩子有以上表现，就可以诊断为过敏性咳嗽。先明确是室内过敏原还是室外过敏原，之后再细查。如果家长不能明确孩子对哪种物质过敏，可以带孩子到医院接受过敏原检测，相关内容详见本书第121页"常见的过敏原有哪些？如何查找过敏原？"。

过敏性咳嗽的治疗，最关键的肯定是避开过敏原。一般情况下，只要让孩子避开过敏原，咳嗽能很快好转，不像过敏性鼻炎那样顽固。

室内的过敏原如果明确是螨虫，需要清除。要注意的是，仅把尘螨弄死没有用，因为尘螨的尸体、分泌物、排泄物等才是导致孩子过敏的罪魁祸首，应把这些都清除。具体的除螨方法详见下文。

室外过敏原，只能通过让孩子戴口罩等方式避开了，使用在药店能买到的医用口罩就行，具体方法详见本书第122页"如何避开过敏原"的内容。

如果避开过敏原后孩子咳嗽好转不明显，可以用抗过敏药如西替利嗪或氯雷他定，用量参照说明书即可，但建议疗程至少2周。如果2周后孩子还咳嗽但是已经减轻了，可以继续使用，一直到孩子不咳嗽后3～5天再停用。如果使用抗组胺药效果不佳，则需要给予激素如布地奈德雾化治疗，这需要遵医嘱进行，建议雾化持续到孩子不咳嗽后3～5天再停用。

家庭如何除螨？

目前国内外权威推荐的除螨方法有哪些呢？

● 改变适宜尘螨生存的环境。

● 使用防螨虫床罩、被罩、枕套，避免与螨虫接触。

● 使用专业的除螨仪清除螨虫，从源头除螨。

以上几点都做到了除螨效果才好，仅杀死螨虫是没有用的。下面详细介绍一下。

■ 改变适宜尘螨生存的环境，杀死尘螨

尘螨生存的适宜温度是17～30℃，适宜湿度是80%左右，这也是我国南方地区更容易滋生尘螨的原因。如果温度超过30℃、湿度低于33%，螨虫就会死亡。所以，可以采取以下方法杀死尘螨。

● 降低室内湿度，但室内湿度太低，会导致细菌滋生，人的呼吸道会感觉不舒服。所以，建议室内湿度保持在50%左右比较好，既能减少螨虫的滋生，又不会让孩子感觉不适，还能降低室内病菌的浓度。

● 每周都要晒被子，利用中午的阳光晒被子，提高被子的温度、降低被子的湿度，将螨虫杀死，但是要注意，即使暴晒 4 小时，也只能杀死被子里 60% 的螨虫，而且不能将螨虫从被子里移除。晒被子时经常拍打，能把深部的螨虫震出来。

 孔大夫提醒

讲一个小知识点，太阳晒完后的被子闻起来有阳光的味道，这种味道不是螨虫的味道，而是臭氧和死亡的微生物的味道。

强调一点，用大塑料袋套着棉被晒太阳没有什么效果，虽然看似提高了被子的温度，但湿度也会增加；并且塑料袋被暴晒后会产生一些有害物质，对孩子的健康不利。

● 每周洗床单、被罩、枕套，使用 55℃ 以上的水杀死螨虫或者直接用洗衣机的杀菌消毒方式清洗。

● 每天起床后要清理床铺，用扫床刷把我们掉的皮屑清除干净，减少尘螨的食物来源。当然，您用吸尘器也没问题，清理皮屑用普通吸尘器就行。另外，还是建议把被子叠起来，有文章说老外不叠被子能减少螨虫的滋生，完全没有道理。

● 床垫、枕头不要使用羽毛类、棉麻类的填充物，因为这些填充物容易积尘、积累水分，湿度大，螨虫的食物多，容易使螨虫滋生；改用涤纶（也就是聚酯纤维）填充、蚕丝填充的较好，能减少螨虫的滋生。

● 室内尽量不用地毯、挂毯等容易滋生螨虫的物品。家里定期进行大扫除，将室内积灰的地方都擦干净，减少螨虫的生存区域。

■ 如何避免接触尘螨？

大部分人每天在床上待的时间起码有6～8小时。床上的尘螨最多。如果能让床上的尘螨及其分泌物、排泄物、尸体不接触人，就不会引起过敏了。怎么预防呢？也很简单，就是用合适的床罩、被罩、枕套将尘螨封在里面不让人接触就可以了。这样不仅螨虫出不来，人的皮屑也进不去。螨虫的食物少了，也就不容易生存了。

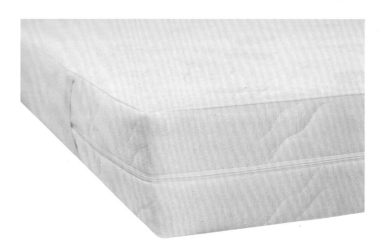

图9-1　推荐买这种带拉锁、四面都能覆盖的床罩

尘螨约有0.3mm（300μm）大小，其粪便最小为0.01mm（10μm），比一般床罩的空隙小，所以床罩必须使用非常致密的、孔隙小于10μm的，小于5μm的更好。那去哪里找这些产品呢？目前日本、美国、德国的产品质量较好，以下材料都是被证实了可以防止螨虫的，排名不分先后：日本东丽公司的"克利尼克"，钟纺公司的"克斯莫"和"基拉托"，美国杜邦公司的"特卫强"，德国科德保公司的"依沃珑"。这些产品在淘宝、京东很多，输入"防螨四件套"，会出来很多产品，以德国、美国的为主。我在门诊看诊时也会推荐上述产品，家长们反映效果很好。如果选择美国过敏与哮喘基金会或美国过敏协会认证的产品，就更加保险了。

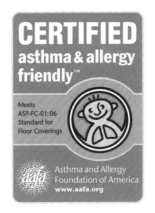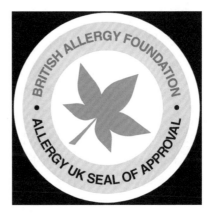

图 9-2　推荐带有以上两个标志的床上用品

　　有些家长认为买了防螨虫的床上用品就足够了，不用按照前面讲的改变适应尘螨生存的环境了，也不用看下面如何清除螨虫及其尸体、排泄物的内容了，认为反正螨虫接触不到我们了。其实不是这样的，因为我们很少直接睡在这种床罩上，还是会在上面铺上小软毯子、软床套等，这些物品和人体直接接触，里面还是藏有螨虫。另外，沙发等物品上的灰尘里面也会有尘螨，我们只处理好卧室还是不够的。所以还是不能偷懒，继续往下看吧。

■ 如何清除螨虫及其尸体、排泄物？

　　上面提到的措施都是尽量减少螨虫的滋生、避免接触它们，更厉害的做法是直接清除螨虫，从根源上解决。怎么做呢？目前最推荐的是使用带有 HEPA 标识的吸尘器，或者叫除螨仪。

　　HEPA 是 High-Efficiency Particulate Air 的缩写，意思是高效率空气微粒过滤网，标准是能把体积大于 0.3μm 的颗粒过滤出来。大家知道 PM2.5 是 2.5μm 大小，HEPA 能过滤的颗粒可比 PM2.5 小多了。螨虫及其分泌物、排泄物非常小，如果使用普通的吸尘器，从前面吸进来，从后面漏出去，散播在空气中，直接被人吸到鼻子里，还不如不清除呢！带有 HEPA 标识的吸尘器或者除螨仪能将螨虫、螨虫尸体碎片、排泄物都收集到滤网里，不会导致这些物质再次散落到空气中。

具体买哪种除螨仪呢？家长可以浏览美国过敏与哮喘基金会或者英国过敏协会网站，上面都有推荐。

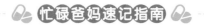

忙碌爸妈速记指南

- 多数上呼吸道感染导致的咳嗽可随时间而减轻，1～3周自然缓解，无须特殊处理；严重者给予药物治疗。
- 孩子接触某些物品就出现咳嗽或咳嗽加重的表现，离开这个环境就好了，提示患的是过敏性咳嗽。
- 避开室内过敏原，关键是要除螨。

感冒引起的咳嗽有什么典型特征？

感冒引起的咳嗽表现多样，不好区分，最常见的特征有以下几点：

● 开始阶段：白天咳嗽，次数不多，每次咳嗽一两声，持续两三天。

● 加重阶段：白天咳嗽的次数增多，夜间也会咳嗽，持续3～5天。

● 好转阶段：咳嗽逐渐减轻，夜间基本不咳嗽，白天咳嗽几次，持续1周左右。

整个过程一般持续2～4周，基本不影响饮食和睡眠。有些咳嗽严重的，会在咳嗽加重期出现夜间咳嗽导致孩子醒来、睡眠不安的情况；也可能导致孩子进食时刺激咽喉而咳嗽，出现一吃就吐的问题。

上面介绍的是感冒后咳嗽的典型特征，有些时候孩子的咳嗽会有另外一些表现：有的咳嗽1周后，夜间、白天基本不咳嗽，但是早晨起床或者午睡后会咳嗽一阵，可能会持续1～2个月；还有的咳嗽1～2周后，夜间咳嗽加重，遇到油烟、香烟刺激后咳嗽加重，白天偶尔咳嗽一两声。

病毒性感冒和细菌性感冒的咳嗽有何不同？

如果仅从咳嗽来看，比较难区分，并不是说病毒性感冒的咳嗽就比细菌性感冒的咳嗽要轻，有些病毒感染如腺病毒、呼吸道合胞病毒感染后，咳嗽比细菌性感冒还要严重。

那么从痰液上能区分吗？也不是很好区分。因为开始时，痰液可能都是透明的或者白色的，随着病情发展，都变成黄绿色的；再之后，随着病情好转，再转为透明或者白色。如果非要说有点儿区别的话，就是细菌性感冒的黄绿色痰持续时间会长一些，因为黄绿色是中性粒细胞和细胞内酶的颜色。

病毒感染时，中性粒细胞也会增生，跑到炎症部位，这时就会产生黄绿色痰液，但中性粒细胞到了之后，一看是病毒，处理不了，以后就不来了，所以痰液的颜色很快会从黄绿色转为白色。但是，细菌感染时中性粒细胞就会源源不断地到来，导致黄绿色痰存在的时间比较长。

既然不好区分那就不区分了吗？当然不是，可以通过合并症状大体区分一下（注意，不是 100% 准确）。

如果合并发热症状考虑病毒性感冒，发热两三天后，体温基本就恢复正常了，如每日最高温降低或者每日发热的次数减少；但如果是细菌性感染，发热的症状不会消失得那么快，如果不给予抗生素治疗，发热可能会逐渐加重。

除了发热，血常规检查也有一定的参考意义。在孩子发热两三天后，可以进行血常规检查，通过白细胞、中性粒细胞、C 反应蛋白的检查结果，可以大致评估一下。具体如何评估，请参见本书第 44 页"感冒发热需要进行血常规检查吗？"。

如果想明确是病毒感染还是细菌感染，可以进行鼻咽拭子以及咽喉分泌物、痰液培养检查，这些检查能明确病原到底是什么，准确性很高，但有个缺点，就是培养速度比较慢，除非感染严重时，一般不进行这些检查。

鼻咽拭子检查结果的得出是比较快的，30分钟就能出结果。如果觉得孩子像腺病毒或者呼吸道合胞病毒或者是肺炎支原体感染等，检查明确一下，还是比较值得的，能确定到底是否需要使用抗生素、用哪种抗生素。

咳嗽能咳成肺炎吗？

很多家长担心孩子咳嗽不及时治疗会发展为肺炎，其实是感染（感冒、肺炎）等原因导致了咳嗽，而不是咳嗽导致了肺炎。咱们举一个下水道的例子，能让家长有更清楚的认识。

您家的下水道向上漫过水吧？请问是下水道堵了导致水向上漫，还是漫出来的水导致下水道堵了呢？您家下水道向上漫水能导致小区的下水道总管道堵塞吗？这样一想是不是一下子就明白了？向上漫水就相当于咳嗽，您家的下水道就相当于咽喉，小区的总管道就是肺。漫上来的水不会导致下水道堵塞，不会导致总管道堵塞，反而能把下水道里面的脏水漫出来，这和咳嗽不会导致感冒、肺炎，反而对二者有减轻作用是一个道理。下水道堵塞、总管道堵塞，都会导致水向上漫，这和感冒、肺炎能导致咳嗽是一个道理。一开始小区的总管道堵了，离您家挺远的，您家可能没有漫水；慢慢地，水溢到家里了，您家会有一点儿漫水，最后水会止不住地向上漫。这就是开始不咳嗽，之后咳嗽加重，一查原来是肺炎的原因。其实开始就是肺炎，只是没表现出症状而已。

那么，感冒会导致肺炎吗？这还真有可能，因为病原会从上气道向下气道侵袭，如果身体抵抗力较弱，感冒还真有可能发展为肺炎，但是这种情况并不多见，有免疫缺陷的孩子更容易出现这种情况。大部分孩子感冒可自愈，不会发展为肺炎。

还是拿下水道举例吧。如果您家下水道堵的东西很多且被冲到总管道里面了，再加上总管道设计不合理或者已经被堵得差不多时，您家那一点儿东西可能就会导致整个总管道堵塞，这就成了大问题了——感冒发展为肺炎了。这种情况并不多见，因为大多数总管道设计良好，很宽大，不会这么巧就被堵住的。

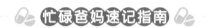

● 很多时候是肺炎导致了咳嗽，而不是咳嗽导致了肺炎。

肺炎的咳嗽和感冒的咳嗽表现有何不同？

如果从咳嗽的表现来讲，大部分感冒的咳嗽程度比肺炎的咳嗽轻。

第一，感冒时可能是干咳，尤其是开始的时候；而肺炎时的咳嗽多是带有痰音的那种咳嗽。

第二，感冒时咳嗽力度不大，有种清清嗓子的感觉，并且声音在咽喉这个部位，因为感冒需要通过咳嗽向外排出的分泌物比较少；而肺炎的咳嗽力度较大，要把肺部、支气管里面的分泌物排出来。

第三，感冒时，孩子全身症状总体上比肺炎轻，开始时可能差别不大，都是发热、咳嗽比较重，甚至有可能部分感冒时这些症状更重，发热更厉害。但是过几天后，感冒时全身症状会减轻，而肺炎时各种症状会更加明显。

第四，感冒时，多有流涕、咳嗽等症状，呼吸困难表现不重；肺炎时会出现呼吸增快、呼吸费力等表现，这些表现感冒时没有。

如何缓解孩子的咳嗽症状？

如果咳嗽不会导致孩子呕吐，也不会影响孩子睡眠，只是每天咳嗽几次，则不需要使用药物治疗，通过采取改变环境等措施就行了。

● 建议室内湿度保持在 50% ～ 60%。

● 让孩子多摄入液体，至少保证尿量和之前一样。充足的液体能缓解呼吸道不适，促进呼吸道分泌物排出，减少分泌物对咽喉等处的刺激，抑制咳嗽的发生。

● 1 岁以上的孩子如果夜间咳嗽，可以在睡前服用 2.5 ～ 5ml 蜂蜜（不用加水），能缓解夜间咳嗽。

● 避免冷空气或热空气、香烟、油烟对孩子的刺激。

咳嗽虽然对疾病痊愈有好处，但是有些咳嗽是无效咳嗽，不仅不向外排分泌物，还会导致孩子难受；或者咳嗽影响孩子的日常生活，如影响孩子的饮食，孩子一吃东西就咳吐；影响孩子的睡眠，夜间总是咳醒、难以入睡；导致孩子难受、胸痛，这种情况需要给予药物治疗。

在咳嗽需要治疗时，应根据孩子咳嗽的原因，选择雾化治疗的具体方法。可以给予激素类药物控制炎症、支气管扩张剂扩张狭窄的支气管、生理盐水湿润呼吸道等，需要医生给予评估。

如果孩子接受雾化治疗后仍咳得比较厉害，无法入睡，那就用点儿止咳药，虽然国外有些指南不推荐这样用。当然，止咳药应该在医生指导下使用。

止咳药可以选择右美沙芬，因为该药没有成瘾性，世界卫生组织（WHO）认为在咳嗽影响孩子睡眠时选择该药比其他药物好。不要选择含有可待因的止咳药，国内已经禁止 18 岁以下孩子使用该药，因为其成瘾性和副作用大。

孔大夫提醒

　　6岁以下的孩子不要擅自使用含止咳成分的感冒药，第一，效果可能不好，还可能有副作用。第二，感冒药里面成分很多，不同感冒药成分重复，家长如果给孩子使用可能导致过量使用，副作用更大。第三，感冒药里面的成分互相作用，影响药效。可以去医院请医生评估，看是否可以进行雾化治疗，效果比用止咳药好，而且副作用更小。

　　目前还没有研究证明止咳药对于儿童有效。这可能和止咳药都是通过告诉大脑不要咳嗽而止咳，而不是真正治疗呼吸道炎症有关。儿童的大脑发育不是很完善，对于这些止咳药反应不好，还可能出现嗜睡、烦躁、幻觉、呼吸暂停、猝死等问题，所以，不建议6岁以下的孩子使用止咳药。

　　含有止咳万分的感冒药，也可以叫作复合成分的止咳药，一种药就含有止咳、化痰等多种成分，容易导致复合成分互相起反应。例如，含有化痰成分的止咳药可能会增加呼吸道黏液分泌，稀释痰液，如果再止咳，黏液就出不来，年龄特别小的孩子会出现气道阻塞、窒息。

　　沐舒坦（氨溴索）这类化痰药，有文章提示对儿童效果不佳，因为痰液特别稀了以后反而不容易被咳出来，必须有一定的浓度才能被咳出来。这种药物国内《中国儿童普通感冒规范诊治专家共识（2013年）》还在推荐使用，个人倾向于不用。

针对病原治疗才是王道

　　只对症，不对因治疗，行不行呢？当然可以，因为感染引起的咳嗽是可以自愈的，对症处理了，让孩子先感觉舒服了，之后等身体自己修复炎症处，炎症消除了就不再咳嗽了。

那么如果先进行抗感染治疗，是不是更快更好呢？哈哈，是的，但是不用直接消炎，而是使用抗生素，帮助消灭身体里的细菌，从而把导致炎症的根源给消灭了，达到间接消炎的结果。如果是病毒感染就没有必要用抗生素了，只能等待（除了流感病毒感染）。好在身体的免疫系统有这个能力，即使病毒看起来很凶猛，导致孩子咳嗽，并且出现39℃以上的高温3～4天也不用担心。

根据临床表现和血常规检查结果，选择相应的抗生素，如对于儿童常见的咳嗽，如果是发热伴发干咳，需要考虑是肺炎支原体感染，使用阿奇霉素比较好；如果是咳黄绿色痰了，发热比较重，咽喉发红，可以使用阿莫西林克拉维酸钾，也可以选用头孢克洛或者头孢地尼。

雾化是过度治疗吗？

雾化确实是过度治疗。如果按照国外的指南，只有哮喘是雾化的绝对指征，其他的什么咳嗽啊、毛细支气管炎啊，都不是雾化的绝对指征，那孩子就咳嗽吧、喘吧。如果这样处理，作为家长你能忍心吗？如果我和你说让孩子回家忍着，恐怕你想打人吧？说实话，我也不忍心，我会按照国内的指南，推荐大家给孩子使用雾化治疗。

但是，雾化要注意方法，不要使用抗生素、抗病毒药，那样达不到缓解症状的目的；雾化时也不建议使用化痰药，因为化痰药如氨溴索，国内没有雾化剂型，只有一种乙酰半胱氨酸可以雾化，但味道很难闻，孩子根本不愿意用，效果也未被得到证实。并且，孩子的痰没有那么厚，不需要化开就能排出，反而是有些浓度的痰才容易咳出，稀水样的痰是很难咳出来的。

目前认为，使用激素能直接对抗呼吸道黏膜处的炎症，促进恢复；支气管扩张剂能解除气道的痉挛，使气道增粗，让孩子感觉舒服，所以临床上常用布地奈德（激素）、万托林（支气管扩张剂，用特布他林、异丙托溴铵也可以）。

如果考虑孩子局部气道炎症较重，可以使用布地奈德；如果考虑是气道高反应，可以用布地奈德加万托林雾化。以上治疗，总体来说并不能缩短病程，也没有减轻症状，但临床上确实可以让孩子感觉舒服一点儿，个人认为这一点是很重要的。

有时清理鼻涕就能止咳

清理鼻涕对上气道咳嗽综合征导致的咳嗽非常有效。大家如果忘了什么是上气道咳嗽综合征，可以看本书第 68 页内容。清理方法也很简单，使用海盐水洗鼻就行了。洗鼻的具体方法详见本书第 223 页"可以用哪些方法清理鼻腔？"。

感冒导致的咳嗽，为什么要用抗过敏药？

所有的感冒，多少都带点儿过敏的因素在里面，但是普通感冒导致的咳嗽，一般不建议使用抗过敏药，因为咳嗽不厉害，没有必要使用抗过敏药，身体自己能搞定。但是，如果孩子咳嗽严重，例如夜间咳嗽明显，或者接触点儿冷空气、烟尘就咳嗽，这些表现除了气道高反应外，还会有过敏因素参与其中，有时仅使用雾化治疗效果不佳，这时可以使用抗过敏药。

可以选择西替利嗪或者氯雷他定口服，这是第 2 代抗组胺药；加上顺尔宁（抗白三烯药物），基本就能搞定过敏了。具体使用时间，以咳嗽的严重程度而定，没有统一的规定。

有些家长可能会问："不是说使用扑尔敏（氯苯那敏）比使用西替利嗪类的对这种咳嗽更有效吗？"扑尔敏（氯苯那敏）是第 1 代抗组胺药，不仅抗组胺，还有抗胆碱能的效果，即还能起到扩张支气管的效果，所以在复合感冒药里面，多是第 1 代的抗组胺药。但是，第 1 代抗组胺药可能导致孩子出现嗜睡、烦躁等症状，而第 2 代抗组胺药则没有这些副作用，所以我会用第 2 代抗组胺药。

最后需要说明一下，以上内容没有循证医学支持，也不是指南推荐，只是临床经验而已。

Q：孩子每次感冒咳嗽、流鼻涕医生都会开氯苯那敏配合别的药吃，我下次是不是能提醒一下医生换种药？只是有些医生非常不喜欢我们这些非医学专业的人挑战他的权威。

A：一般感冒不用抗过敏药，但如果孩子咳嗽像前面提到的那样，可以用抗敏药。

● 必须收藏并经常拿出来翻看孔医生讲解咳嗽的文章！上周六刚刚因为孩子咳嗽去找孔医生看过，孔医生诊断之余也不忘科普，浅显易懂地用图画讲解了呼吸系统内部构造以及本次娃咳嗽的原因（虽然比起科普水平，绘画水平还有待提高，哈哈哈），之后的雾化非常对症，娃的咳嗽已大有好转，从之前天天咳吐三顿饭、睡觉咳醒，到现在基本听不到几声了，娃吃得好、睡得香，妈妈不焦虑。感谢这么好的医生，业界良心！

● 做一个淡定的家长太重要了，多看、多学、多记。当初真该去学医，或者嫁个医生，哈哈哈。

Chapter 10

哮吼——犬吠样的咳嗽

秋冬季节，临床上经常遇到有的妈妈说她家孩子开始有点儿感冒，可是 1～2 天后声音突然开始嘶哑，咳嗽声音也不对了，听着不是普通的咳嗽，像是"空、空、空"的声音，不是很好描述，就像小狗叫一样，医学上称之为犬吠样咳嗽。这种情况是典型的喉气管炎的表现，目前称为喉炎，其实称哮吼更准确。

孩子出现这种情况时，家长往往不清楚到底严重不严重、需不需要去医院。下面我就给大家讲讲这个问题。

哮吼是怎么回事？

哮吼是一系列疾病的合称，是指喉和气管处出现狭窄或者痉挛，导致气体进出不顺畅，出现声音嘶哑、犬吠样咳嗽，严重者有喘鸣的表现。

哮吼目前包括喉炎、喉气管炎、喉气管支气管炎等。具体有哪些表现呢？

● 犬吠样咳嗽像小狗叫似的。英文是 Barking Cough，也有的称为 Seal Barking Cough（似海豹叫声样的咳嗽）。

● 声音嘶哑很好理解，但多见于成人哮吼发作时。小宝宝更多是犬吠样咳嗽，声音嘶哑不明显。

● 喘鸣音即孩子吸气的时候发出的声音。如何知道孩子是在吸气呢？很简单，孩子吸气的时候肚子会变大，家长仔细观察就能发现。

● 吸气性凹陷，表现为孩子吸气时肋弓下和肋间隙有凹陷（图1-6）。

以上这些就是哮吼的临床表现，但这些症状不一定都出现，轻者可表现为声音嘶哑，且发展为犬吠样咳嗽；严重者出现吸气时喘鸣；再严重者出现吸气性凹陷；更加严重的情况是气体完全进入不了肺部，那就一点儿声音都听不到了，所以有时候孩子安静反而更危险。

孔大夫提醒

提醒家长，如果孩子出现精神状态差、乏力、萎靡、意识水平下降，提示缺氧比较严重，应赶紧送医治疗，千万别耽误。

为什么会有这些表现?

喉包括从会厌（图10-1）到气管之上的所有结构，里面有声带。喉整体负责发声，其中声带所起的作用最大。

● 声音嘶哑：声带部位的炎症能使光滑的表面变得粗糙，声音出现嘶哑。成人声带用得多了，老化了，一有炎症容易出现嘶哑；小宝宝用得少，代偿能力强，所以出现嘶哑的少。

● 犬吠样咳嗽：这样的咳嗽提示声门下的黏膜和气管受到损伤，仅喉部的炎症不会出现这种咳嗽。黏膜组织发生水肿、气管发生炎症后导致分泌物在该处覆盖以及气管痉挛、狭窄，孩子咳嗽时出现"空、空、空"的声音。

● 喘鸣：这是因为喉部和气管狭窄导致吸气时气流不能顺畅通过引起的小哨子似的声音。举个例子您就能理解了，我们在吹口哨时得把嘴唇稍稍前伸缩成小圆形，这样气流通过时才能发出声音，嘴张大是吹不出口哨的。

● 吸气性凹陷：这是因为患儿吸入的气体少，为了吸入更多的气体，膈肌拼命向下收缩，肋骨向外扩张，这样胸腔的空间就增大了。胸腔内的负压增加，把骨骼之间的皮肤拉向内侧（骨骼拉不动），形成吸气性凹陷。

 孔大夫说

哮吼的原因是什么？

只要能引起喉、气管等处狭窄的因素，就可以导致哮吼的发生。导致喉、气管狭窄的原因有炎症引起的肿胀、渗液，过敏导致的痉挛等。病毒、细菌等感染均可以引起炎症反应。在儿童哮吼的病因中，以病毒感染最为常见。

各种类型哮吼的表现

病毒性哮吼的表现

病毒性哮吼是经典的哮吼类型，所谓经典就是它是最先被发现的。

● 通常发生于 6 月龄至 3 岁的孩子，因为 6 月龄以后宝宝从母体获得的抗体没有了，自己的免疫力还没有建立起来，所以容易发生病毒感染。

● 多在秋冬季节发病，这和病毒性感冒好发时间正好一致。为什么会这样呢？因为哮吼就是病毒性感冒的延续，是导致感冒的病毒如副流感病毒、鼻病毒、呼吸道合胞病毒等引起的。

● 哮吼患儿刚开始会有些流鼻涕、鼻塞，可能伴有发热，也就是普通感冒的表现。1～2天后出现哮吼典型的症状：咳嗽、声音嘶哑，严重时有喘鸣，并多在运动、烦躁、哭闹时出现，夜间可能会加重，这和夜间身体在休息、抗病力弱有关。

细菌性哮吼的表现

细菌性哮吼多是病毒性感染的继发感染，比病毒性的全身症状表现重，例如发热持续时间长、数天没有减轻；孩子状态不太好，不发热时也病恹恹的；哮吼的表现如咳嗽或喘鸣比病毒性的重，咳嗽有痰。

通常情况下家长不易区分病毒性和细菌性哮吼，应请医生明确诊断。

痉挛性哮吼的表现

这种哮吼是喉、气管痉挛导致的，多见于轻度感冒，患儿可能会有些流鼻涕，但是一般没有发热表现。这可能和部分孩子身体高反应性有关，例如一旦感冒身体就反应过度，导致喉、气管痉挛。

这种哮吼多发生在深夜，孩子突然出现喘鸣，少有典型的声音嘶哑和咳嗽表现。家长可能急匆匆地带孩子去医院，路上凉风一吹，孩子到医院后反而不咳嗽了，但回家后可能会再次咳嗽，并在后面的几天晚上反复出现这种情况。

遇到这种情况，医生会告诉家长注意事项后让其带孩子回家好好护理。医生最担心的是什么呢？就是中午到下午碰到因喘鸣来医院就诊的孩子，这些孩子的病情通常会重一些，表现为严重的病毒感染或者肺部感染严重。

喘鸣有突发突止的特点，为什么呢？这不难理解，因为这种喘鸣是痉挛导致的，不是炎症等组织结构受损的问题，只是神经让这个部位"抖一抖"，那肯定是大脑发出命令就开始"抖"、命令一结束就停止。就像哽咽一样，也不能整天都哽咽啊。

那么为什么这种哮吼会反复出现呢？因为这是身体的高反应性引起的。大家知道过敏也是因为身体对某些物质有高反应性，所以痉挛性哮吼和孩子过敏有相关性，故也称为过敏性哮吼。

为什么又是男孩多见？

哮吼患儿的男女比例是 1.4：1，男孩多见。为什么呢？哮吼最常见的病因是病毒感染，另外很多感染性疾病也是男孩多见，可能有以下两点原因：

● 雌激素能增强人体免疫系统功能，女孩的免疫力往往天生比男孩强一些，不容易患病。

● 男孩精力旺盛，活动范围广，接触的事物多，更容易比女孩易感染病毒。

需要就医吗？

如果孩子需要治疗，那肯定应该就医。什么情况需要治疗呢？如果孩子平静呼吸时出现喘鸣的表现，提示患有中度哮吼，应及时就医；如果孩子只是有些声音嘶哑或者咳嗽，或者在跑完、哭泣时才出现喘鸣，可以在家护理，不用去医院。

有一种情况非常危险，需要家长特别注意，那就是会厌炎（声门上炎），一定要尽快带孩子去医院接受治疗。

会厌就是声门的"小盖子"，如果它有炎症了，"盖"上了不"掀"起来，一点儿气体也无法进入气管，这是非常危险的。

患儿的表现不是声音嘶哑（声门没事），而是说话模糊，就像嘴里含着东西似的。有喘鸣，因为吸气时气体进入很困难。

另外，会厌的后面是咽部，咽通向食管，会厌炎发生时，咽部会被遮挡，就可能影响吞咽功能，并且唾液也咽不下去，导致孩子流口水。严重会厌炎发作时，为了能吸入更多的气体，患儿会向前端坐、脖子前伸、微抬着头，目的就是想让会厌打开使更多的气能进入气管。这种姿势被称为端坐"三脚架"姿势（图 10-1）。

如果你发现孩子说话模糊、流口水、端坐呈"三脚架"姿势，一定要考虑会厌炎，应立即带孩子去医院，一定不要忽视，切记！

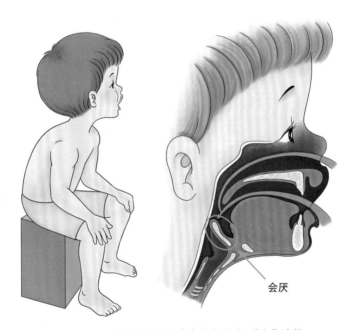

会厌

图 10-1　严重会厌炎的患儿会有端坐呈"三脚架"姿势

医生会做哪些检查？

医生会通过询问病史，听孩子的喘鸣音、咳嗽声音判断是否为哮吼，不需要进行胸片等检查。评价哮吼的严重程度不依靠咳嗽或声音嘶哑，而是看吸气时是否费力、最后进入肺里面的气体是否减少、孩子是否缺氧。如果孩子感染症状较重，会接受血常规等检查；如果孩子缺氧明显，会接受血气（可以采指尖血检查，必要时抽动脉血）、生化（抽静脉血检查）等检查；如果哮吼不典型而怀疑有支气管异物或肺部感染，会接受胸片检查。

孔大夫提醒

孩子接受胸片检查时家长要安抚好孩子，让孩子别动、别怕，生殖器部位尽量用铅衣遮盖。

目前最常用的是 Westley 哮吼评分，根据患儿的意识水平、进气程度以及是否有皮肤青紫、喘鸣、吸气性凹陷分为轻、中、重三度。我认为这个分级在临床上用处不大，评价起来容易受客观因素影响且浪费时间，所以家长就不必详细记忆了，只要知道以下几点即可。

● 孩子平静呼吸时没有喘鸣的表现，情绪激动或者运动时才出现喘鸣，提示为轻度哮吼。

● 孩子平静呼吸时出现喘鸣的表现，有吸气性凹陷但精神状态还不错，提示为中度哮吼。

● 孩子平静呼吸时出现明显的喘鸣及吸气性凹陷，且有烦躁或者萎靡，提示为重度哮吼。

家长只要看孩子的精神状态好不好、呼吸是否费力（即是否有吸气性凹陷）、进气是否困难（即喘鸣是否明显）就行了。如果这几点都存在，那肯定是重度哮吼了。

哮吼如何治疗？

轻度哮吼的治疗

如果孩子是轻度哮吼，医生评估后可能会建议您带孩子回家后采取以下措施：

给予口服激素治疗，例如地塞米松片（0.6mg/kg，最大 10mg）。该药是长效激素，吃一次就行了。如果没有口服剂型，选择静脉剂型口服也可以，就是口感很不好，吃药时可以给孩子加点儿果汁，让孩子更容易接受一些。如果孩子不愿意口服，静脉输注或者肌肉注射也可以。有些医院没有地塞米松，也可以使用其他的激素类药物如泼尼松、泼尼松龙等，后两者是中效激素，维持时间短，需要每天 2 次、每次 1mg/kg（每次最大用药量为 30mg），使用 3 天。

医生可能会给予布地奈德雾化治疗，大剂量（1～2mg）雾化一次，这种方式对于不愿意吃药、不接受雾化治疗的孩子比较好，缺点是价格比较高。

中度哮吼的治疗

如果是中度哮吼，孩子需要在门诊接受治疗，可以选择口服地塞米松片，剂量同上；可以选择雾化，剂量同上。这两种方案选择一种就行了，处理完后观察 3～4 小时，如果没有问题，孩子精神状态好，可以喝水、吃东西，平静时没有喘鸣，就可以回家护理，回家不用继续吃药。

有些家长可能担心孩子回家后不给予治疗会使病情加重，实际上这种情况并不多见，哮吼患儿的再就诊率约为 5%。

重度哮吼的治疗

如果是重度哮吼，孩子不愿意吃药，只能接受雾化，这时可以用布地奈德（2mg）雾化；也可以选择更快的药物如肾上腺素（1∶1000）原液雾化，0.5ml/kg，最大 5ml，雾化 15 分钟。另外，重度哮吼的孩子需要给予输液、吸氧治疗，且准备好接受气管插管。

孩子接受雾化治疗后观察 3～4 小时，如果精神状态好，可以喝水、吃东西，平静时没有喘鸣，就可以回家护理了，但是家长可能不放心，因此在咱们国家重度哮吼患儿会入院观察 1 天。

另外，只要孩子没有呼吸困难、平静时没有喘鸣，除了上面说的泼尼松治疗要坚持 3 天外，回家是可以不用药的。孩子只有声音嘶哑或者犬吠样咳嗽就不用担心，等黏膜自行恢复就好了。但是，很多家长还是不放心，坚持让医生多开几天的药，这时也可以让孩子回家再接受雾化治疗 2～3 天。这样不但家长放心，也减少了哮吼再次发作的概率。

在家如何护理生病的孩子？

● 别让孩子哭闹或运动过量，适当给孩子补充水分，别让孩子脱水。

● 提高室内湿度，使用加湿器使湿度保持在 60% 左右。不要用有加温功能的加湿器，凉凉的水蒸气对孩子更好。

● 给孩子用生理盐水（0.9% 氯化钠）雾化（家长可以购买大品牌、质量可靠的雾化器在家给孩子进行雾化），每次 2～5ml，能让孩子感觉舒服一些，每天 2 次就够了。疗程没有具体要求，因为不做也行。

做到以上几点就行了，如果孩子哭闹完又出现了喘鸣，可以让孩子吹吹凉风（减轻咽喉的肿胀），或者用盐水雾化一下。能缓解就不用去医院，不能缓解再去医院。

另外，前面提到的痉挛性哮吼可能会复发，通过凉风或者盐水雾化完全能治好，一般不需要去医院。

有些孩子对湿度很敏感，这时就不要过度加湿了，治疗措施的选择一切以孩子的感受为准。

虽然我这么写，恐怕家长们还是很担心，所以只要孩子出现了喘鸣就去医院吧，让医生评估一下也放心。

如何预防哮吼？

哮吼最常见的类型是病毒性的，所以要积极预防病毒感染，这与预防感冒相同。

● 不要带孩子去人群拥挤处玩耍，避免接触生病的小朋友。

● 全家做好洗手工作，家长回家后使用肥皂或者洗手液洗脸、洗手后再接触小朋友。如果在外接触了病人，回家洗澡换衣服后再接触孩子，可以使用酒精棉片擦手。尤其建议儿科医生、幼儿园教师等接触小朋友多的人，回家后一定要洗手、洗脸、换衣服再接触孩子，减少交叉感染。

● 室内每天通风 2 次，每次 30 分钟左右，在天气好的时候通风有利于降低室内病毒密度。

● 室内湿度维持在 50% ～ 60%，不仅孩子的呼吸道会感觉舒服，还能达到降低病毒密度的效果。

● 避免孩子忽冷忽热，尽量保持恒温，根据孩子体温增减衣服，孩子颈背部温暖无汗就是合适的温度。

复发代表病情加重吗？

不一定。因为痉挛性哮吼就会复发，但一般不重，所以要全面分析。如果孩子仅有喘鸣但精神状态不错，没有发热或呼吸困难的表现，提示是痉挛性哮吼，家长不用担心；如果孩子发热越来越费力，看着蔫蔫的，吸气越来越累，提示病情加重，应尽快带孩子去医院！

- 孩子咳嗽时发出"空、空、空"似小狗叫的声音，为哮吼。
- 中度以上的哮吼，需要治疗。
- 哮吼的预防与感冒相同，在家要护理好孩子。
- 怀疑孩子得了会厌炎，应立即去医院。

网友精选留言

Q：地塞米松和布地奈德雾化治疗可以经常做吗？孩子的咳嗽很容易加重，做了雾化后会舒服很多。

A：当然不能经常做，必要时才做，千万不要过度。

● 真喜欢你的文章，每次一个病症写得特别详细，图文并茂，有时还有视频，不像一些公众号，几句话带过，让人看了模棱两可。正好宝宝昨天感冒了，有点儿咳嗽，没有犬吠样咳嗽，也没喘。正想着要不要去医院，文章来得真及时。

Part 4

流鼻涕 & 鼻腔清理

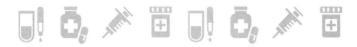

　　流鼻涕是每个宝宝都避免不了的问题，家长看到宝宝流鼻涕了，都想立即给宝宝止住。这样做对吗？各种颜色的鼻涕代表了什么？黄鼻涕就提示细菌感染吗？如何为宝宝清理鼻腔呢？看完下面的内容，您就明白了。

Chapter 11

学会观察宝宝的鼻涕

鼻涕从哪里来、到哪里去？

鼻涕是鼻黏膜分泌的，24小时不间断分泌，每日大约分泌1000～1500ml。看到这里您可能要问了："有这么多吗？我怎么没有感觉到啊？"那是因为鼻涕大部分被您自己无意识地喝掉了。除了自己喝掉的一大部分，剩下的很少一部分鼻涕蒸发了，还有一部分干燥后形成了鼻屎。

我们为什么要有鼻涕？

不要觉得鼻涕恶心，它可是默默地为我们奉献了很多。

第一，鼻涕可以滋润呼吸道及吸入的空气，让人感觉舒服。

第二，鼻涕是整个鼻腔黏膜的保护层，防止黏膜干裂受到损伤。

第三，鼻涕可以粘住进入鼻腔的病原微生物、粉尘等，避免其进入肺内。

所以，我们是离不开鼻涕的。

正常的鼻涕是什么样的？

正常的鼻涕是透明的，产自鼻窦、鼻腔的黏膜，是滋润鼻部的液体，不会流出鼻腔。正常的鼻涕最多的成分是水，另外还有黏蛋白、各种抗体、可溶性盐等。

各种颜色的鼻涕代表什么？

止不住的清鼻涕

这种鼻涕是清水样的，稀薄、透明，源源不断地从鼻腔流出，最常见于病毒或细菌引起的上呼吸道感染的早期，由鼻腔黏膜充血肿胀、腺体分泌增多导致的，目的是尽快把鼻腔内的病原冲走。所以，不要想着尽快止住鼻涕，而是应该尽量让鼻涕流出来，尽快排毒。

一般来说，病毒性感冒的鼻涕会在数天内变得浓稠，同时体温会下降；而细菌性感冒的鼻涕变浓稠后体温不会下降。人流鼻涕多的时候，鼻涕经过咽部向下流还会导致咳嗽等表现。过敏性鼻炎的患儿也会有清水样鼻涕，例如如果孩子对花粉过敏，当春天花粉纷飞的时候，孩子可能出现流涕不止、咳嗽不停的表现，提示患了过敏性鼻炎。这种情况下身体想尽快把鼻腔部位的过敏原——花粉冲走，因此会有大量的清鼻涕流出。

那么，如何区分过敏导致的鼻涕和感染早期出现的鼻涕呢？仅通过观察鼻涕是无法区分的，要结合其他临床表现。例如，孩子过敏时通常没有发热，并且是遇到过敏原才出现流鼻涕，这样就好区分了。

稠厚鼻涕或白鼻涕

如果鼻涕变厚或者变白了，提示鼻黏膜处炎症加重了。病毒、细菌都可以导致炎症，炎症表现是鼻黏膜肿胀、充血、鼻塞，以上问题会导致黏液流动减慢，鼻涕就变得黏稠、浑浊。同时，鼻腔处有炎症的时候白细胞会聚集到该处并分泌到鼻涕中。白细胞在鼻涕中呈现白色或者黄色，早期导致鼻涕由清色变为白色。所以，稠厚鼻涕或白鼻涕多是病毒性或细菌性感冒 2～3 天后的表现。

脓黄鼻涕或绿鼻涕

细菌或病毒感染时白细胞会大量聚集在感染部位，数量可能会比平时增加 100 倍。白细胞和病原战斗后，病原体残片和白细胞被排入鼻涕中。白细胞的聚集可能导致鼻涕呈现黄色，而白细胞内的酶反应后（杀灭病原）呈现绿色。一般而言，如果孩子有黄绿色鼻涕持续 10 天左右，没有发热、头痛等不适，提示是病毒性感冒，继续观察等待即可；如果黄绿色鼻涕伴有发热不退、恶心、头痛，提示可能是细菌感染导致了鼻窦炎。

所以，孩子出现黄鼻涕或绿鼻涕并不代表病情严重了。家长更不要以为出现黄色或绿色的鼻涕就是细菌感染，不能立马给孩子吃抗生素。如果孩子精神状态良好、吃喝正常、没有发热，那就先在家观察。

粉色或红色鼻涕

这种鼻涕提示鼻腔内有出血，可能是干燥、外伤、炎症等导致的鼻黏膜破损。冬天到了，天干物燥，所以孩子有可能出现鼻涕带血或鼻涕呈粉红色。

棕色鼻涕

棕色鼻涕多提示鼻涕中混有脏东西如灰尘、粉尘等，少数情况是陈旧性出血。如果孩子出现棕色鼻涕，可以先给孩子清洁一下鼻孔，使用海盐水喷鼻和洗鼻都行，具体如何操作可以参见本书第 223 页"可以用哪些方法清理鼻腔？"。

黑色鼻涕

黑色鼻涕有可能是吸入的粉尘太多导致的，例如煤灰；还有可能是孩子长期被迫吸二手烟导致的，烟中的某些气体或铅是导致黑鼻涕的原因。再强调下，除了导致鼻涕发黑，二手烟更大的危害是引起孩子呼吸道感染、哮喘等，影响孩子的智力发育，损伤其心脏功能，增加其肺癌的发病率等，一定要避免。

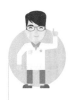

孔大夫说

什么是鼻窦炎？

鼻窦炎就是鼻窦被感染了，大家先看下图中的鼻窦示意图，分别是额窦、筛窦、蝶窦、上颌窦。窦就是空心的结构。

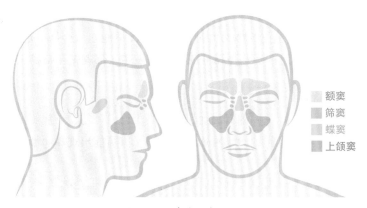

额窦
筛窦
蝶窦
上颌窦

图 11-1　鼻窦示意图

鼻窦这种空心充气结构既能支撑头颅，又能减轻重量，是人体非常科学的设计，另外还可以湿润和温暖鼻腔吸入的空气，对娇嫩的支气管、肺等都起到非常重要的作用。

鼻窦炎是怎么回事呢？这不难理解，鼻窦炎就是病原引起的鼻窦感染，细胞肿胀把鼻窦开口阻塞，鼻窦内又产生大量的分泌物，混合着细菌、病毒及其尸体。这些都能导致患儿出现头晕、头疼表现。除此之外，患儿可能出现发热加重、长期流黄绿鼻涕等表现。这是因为病原在鼻窦里面长期留存，不如鼻腔处好清除，一直损伤黏膜产生炎症反应导致的。

如果孩子没有以上情况且患免疫缺陷性疾病（具体评估孩子是否为免疫缺陷，请看本书第 73 页"生病和免疫力到底有没有关系？"），则要考虑是否为真菌感染，应该立即去医院接受检查。因为一般免疫力比较正常的情况下，鼻腔处不会出现真菌感染，出现该病提示孩子病情重。

孩子有鼻涕，家长怎么办？

咱们先分辨下孩子流的是否是鼻涕。有些孩子天冷的时候有水滴挂在鼻孔边，家长认为是感冒了，立即给孩子喝感冒冲剂，这是不可取的。因为这些水滴是鼻腔中水蒸气液化形成的，千万别认为是清鼻涕。

应根据鼻涕的外观和其他症状，分别对待。

● 如果孩子流的是清鼻涕，有些发热，但是精神很好，吃饭、喝水却挺好，就在家里观察，保证休息、饮水，不要着急去医院。

● 如果鼻涕转黄或者变绿但是孩子不发热了，那就更不用去医院了。这是病毒性感冒，10 天左右可自愈。

● 如果鼻涕变黄、变绿的时候发热更严重了，提示可能有细菌感染，需要去医院治疗。

● 如果孩子接触了花粉或者到某个房间就流清鼻涕、咳嗽，那提示是过敏，应首先离开这个环境，然后去医院耳鼻喉科就诊。

● 如果孩子只有一次粉红色鼻涕，不用太关注，给孩子清理完后把室内湿度调高（50% ~ 60%），然后湿润下鼻腔黏膜就行了。

● 如果孩子流棕色鼻涕，那就不要让孩子在雾霾天外出了，在干净的室内玩耍就行。

● 如果孩子流黑色的鼻涕，那么要确保孩子生活环境干净，更要确保不让孩子吸二手烟、三手烟。孩子的爸爸要坚决做到不管孩子是否在场都不在室内抽烟，因为沉积在沙发、床上的烟尘很久才会消退，对孩子的危害很大。患免疫缺陷性疾病的孩子出现流黑色鼻涕，需要立即去医院。

孔大夫说

如何给孩子止住鼻血？

如果孩子是鼻出血而不是流粉红色鼻涕，可以通过按压鼻翼止血（图 11-2）。

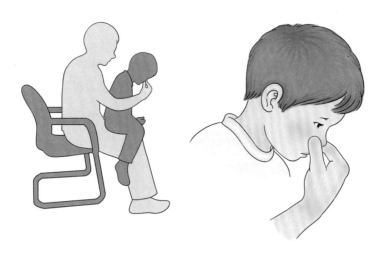

图 11-2　给孩子止住鼻血的正确操作方法

● 尽量使孩子安静，减少出血量：可使用安抚性语言或者玩玩具吸引的方式让孩子安静下来。

● 孩子应端坐并使腰部前倾，不要仰头，避免鼻腔内的血液流入口腔或气管。

孔大夫说

● 将双侧鼻翼压迫在一起，向克氏丛（鼻黏膜下的静脉丛）加压。如果孩子太小不会按压的话，家长帮助按压。

● 压迫应至少持续 5 分钟，然后再检查出血是否停止。如果处理得当，通常鼻出血在 5～10 分钟停止。

● 不要抬胳膊，这样做是没用的；不要对颈部、前额或鼻骨进行冰敷，实验证明效果不好；不要向鼻孔抹油，不仅不会止血，还可能导致感染。更不要往鼻腔抹任何东西，如面粉、蜂蜜、石灰、泥土。

鼻出血最常见的原因是干燥和孩子经常抠鼻子，破坏鼻前庭处的血管导致的，所以应教育孩子不要抠鼻子，同时给孩子把指甲修剪好。

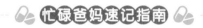

● 孩子出现止不住地流清鼻涕时，应尽量让鼻涕流出来，而不是尽快止住鼻涕。

● 浓稠鼻涕和白鼻涕是病毒性或细菌性感冒 2～3 天后的表现。

● 家长应学会观察孩子不同颜色的鼻涕，区别对待。

Chapter 12

如何给孩子清理鼻腔？

流鼻涕、鼻塞是孩子最常见的症状，从新生儿到学龄前儿童都可能出现，有这些表现的孩子会有鼻塞、张口呼吸、鼻涕滴答滴答地流，孩子非常难受。如何能让孩子更舒服些呢？下面的内容不涉及药物，只介绍物理操作，这些操作对治疗孩子上呼吸道感染、感染性或过敏性鼻炎、鼻窦炎以及某些慢性咳嗽等都有效果。

为什么要清理鼻腔和鼻窦？

正如上面讲的，当过敏或者感染导致鼻炎或鼻窦炎的时候，鼻腔和鼻窦的黏膜是肿胀的，鼻涕分泌增多，这两个原因都会造成鼻腔堵塞，使进入人体的气体减少，孩子会感觉不舒服。另外，各种炎性介质、病毒、细菌等刺激物在鼻腔、鼻窦聚集，如果不清理出去，会导致症状持续不能缓解。所以，要清理鼻腔和鼻窦，把这些异物排出去。

通过清理鼻腔和鼻窦，可以把鼻涕、过敏原、病毒、细菌等刺激物冲走，降低局部炎性介质的浓度，还能促进鼻黏膜纤毛的运动，增强其清除功能，减轻鼻黏膜水肿，改善孩子鼻痒、流鼻涕、鼻充血、咳嗽等症状，减少抗生素的使用。

什么时候需要清理鼻腔？

急性上呼吸道感染、过敏性鼻炎、急慢性鼻窦炎、鼻部手术均可导致鼻涕增多，孩子出现鼻黏膜肿胀、鼻塞较重、鼻部不适时，都可以给他清理鼻腔。

另外，孩子每天早晨起床从卧位变成坐位的时候如果有咳嗽（鼻涕从鼻部流到咽部导致的刺激性咳嗽），也应该清理鼻腔，清除了鼻涕孩子就不咳嗽了。

 孔大夫说

发生感染性疾病时鼻腔和鼻窦会有什么变化？

鼻腔是什么大家都知道，关于什么是鼻窦以及鼻窦的作用之前的内容也介绍了，下面讲一下发生感染性疾病时鼻腔和鼻窦的改变。

当有细菌、病毒感染或者出现过敏时，鼻腔、鼻窦内层黏膜会肿胀发炎，分泌更多的黏液，把刺激物冲走。黏液里包含的各种细胞、炎性介质能杀灭进入的病毒、细菌，让鼻腔、鼻窦恢复正常，这是好的一面。但是，这个过程也有不好的一面，会让人感觉不舒服：肿胀导致鼻塞；鼻子里面痒痒的；鼻涕流个不停；鼻涕在鼻腔、鼻窦里面堵着，可能会导致头晕、头痛；细菌堵在鼻窦里造成感染长时间不愈。

可以用哪些方法清理鼻腔？

清理鼻腔最被动的方式就是把室内的湿度增加到50% ～ 60%，这种湿度的空气能使孩子鼻腔感觉舒服，能稀释鼻涕，让鼻涕容易排出来；另外，可以给孩子用热毛巾敷鼻子，缓解鼻塞，但是这种方法起效慢。最直接有效的方法是：盐水滴鼻之后吸出鼻涕（一定要注意方法，避免损伤黏膜，如果没把握，就别用）或者粘出（夹出）鼻涕，或者用盐水喷鼻、洗鼻。依据孩子年龄、情况不同选择不同的清理鼻腔的方式。下面咱们具体讲一讲。

盐水滴鼻

盐水滴鼻适合所有年龄段的孩子，包括新生儿。当孩子有鼻涕、鼻涕较干或较黏、取不出来的时候可以使用。原理就是把干鼻涕泡软了，黏鼻涕弄得不那么黏了，然后吸出来或用棉棒粘出来、镊子夹出来，这样孩子就舒服了。

● 建议采用生理盐水（0.9% 氯化钠，10ml/ 支）滴鼻。如果嫌麻烦不愿意去医院开药，就用盐水滴鼻剂，买正规品牌的都可以。

● 建议使用医用棉签，单支包装的更好、更无菌。镊子就买专门的夹鼻垢的镊子就行，很多新生儿套装里都有。这种镊子比一般的医用镊子更安全一些，镊子头没有那么尖锐。尽管如此，家长们使用的时候仍然要记住，只能夹你看到的孩子鼻腔里的鼻涕，不要盲目操作。

● 吸鼻器可以使用手捏式吸鼻球、嘴吸式吸鼻器或电动吸鼻器。至于买哪种，不必纠结，从售价几块钱的吸鼻球到上千元的电动吸鼻器都有效。

如果您要购买嘴吸式的吸鼻器，要注意购买有防止逆流功能的，避免家长将孩子的鼻涕吸到自己嘴里。手捏式吸鼻球最好选择能拆卸的或者两节式的，方便清洗。

下面讲使用方法。

● 先向孩子两侧鼻孔各滴几滴盐水（孩子采取仰卧位就行，不要求特殊姿势），然后用吸鼻器吸出鼻涕。

注意要把吸鼻器的头伸入孩子鼻腔有鼻涕的地方，不要贴在鼻黏膜上，避免吸住黏膜导致黏膜损伤。使用吸鼻球时先把吸鼻球捏扁，之后放到鼻腔有鼻涕的地方，慢慢放松捏的力量，把鼻涕吸出来。

● 如果使用棉棒把鼻涕粘出来，要先向孩子鼻孔里滴儿滴盐水，之后用滴有 1 ～ 2 滴盐水的棉签进入鼻腔把鼻涕粘出来。也可以使用医用小镊子将硬鼻垢夹出来，个人推荐使用医用小镊子。

● 根据宝宝的情况，吸鼻器、吸鼻球等一天使用三四次就可以。

盐水喷鼻

盐水喷鼻就是把盐水弄成水雾状喷进鼻腔内，达到清理鼻腔和鼻窦的目的。这种方法适合所有年龄段的孩子，包括新生儿。当孩子有鼻涕、鼻涕较干或较黏无法排出时，及患鼻炎、鼻窦炎时，都可以使用这种方法。

最好的效果是从一侧鼻孔喷入，从另外一侧鼻孔流出，这样能清洗鼻窦里的鼻涕，但是想达到这种效果是比较难的，一般情况下都是从这个鼻孔喷入，之后再从这个鼻孔流出，所以这是和洗鼻比较大的区别。洗鼻挤入鼻腔的水比较多，基本都可以从另外一个鼻孔流出，效果更好。当然，除了稀释、软化鼻涕外，喷鼻时盐水可以清洗鼻腔黏膜，效果好的可以清洗靠近鼻中隔的鼻窦，这种冲洗、湿润黏膜对缓解鼻炎或鼻窦炎有好处。

建议购买成品的海盐水喷鼻器。使用方法：让孩子侧卧，哪侧鼻孔在上就喷哪侧的鼻孔，一般喷 1 ～ 3 下。这时分泌物最有可能从下面的鼻孔或嘴巴或本侧的鼻孔流出；之后，让孩子改变侧卧的方向，另一侧鼻孔就在上面了，重复上面的操作即可。一天进行 3 ～ 5 次。大一些的孩子能坐了，就让孩子向前倾坐，头微微低着，分别喷两侧鼻孔，这样鼻涕就容易流出来了。不建议让孩子仰着头，否则鼻涕容易进入咽部被孩子咽下去。

家长要注意，对于小婴儿这项操作较简单，不易操作的反而是1～2岁的孩子。大点儿的孩子有自己的意识了，但是和他们讲道理很多时候又讲不通，非常难操作。这时家长就得使出浑身解数了：建议家长先告诉宝宝要干什么，在自己身上做示范，然后操作的时候多对宝宝说一些鼓励和表扬的话。

洗鼻器洗鼻

上文提到的滴鼻和喷鼻，其实都是小打小闹，可以应用于不严重的流鼻涕、鼻炎的治疗，但是对于症状严重的、鼻涕又黏又厚的、鼻窦炎严重的孩子，前面提到的措施效果不好，就得使用洗鼻的方法了。

洗鼻就是使用较大量的盐水把鼻腔和鼻窦冲洗一遍，把鼻涕、各种病原等刺激物、炎性介质冲走，促进纤毛活动、减轻黏膜水肿等，让孩子感觉舒服。洗鼻适合所有年龄段的孩子，包括新生儿，但是不同年龄段的孩子使用的方法不一样。

■ 如何选择洗鼻器？

洗鼻器根据提供的盐水量和压力的不同有很多种类型，总体来说可以分为挤压式的（盐水滴鼻剂、吸鼻球或者橡胶瓶的）、注射器式的、电动式的。

如何选择呢？目前还没有关于儿童洗鼻器的统一指南，除了电动式的之外，您可以随便选，保证洗鼻器提供的压力、水流适合自己的孩子就行。那怎么才是合适的？水流能从另一侧鼻孔里面冲出来，并且孩子没有不适感，就是合适的。其实，很多电动的洗鼻器因为可以调节水流量大小，所以婴幼儿也是可以使用的。下面是我自己的一些看法：

- 盐水滴鼻剂：容量少，5～10ml，适用于新生儿、1岁以内的孩子。

- 吸鼻球或者注射器式的：容量也不大，适用于几个月以上的孩子。

- 挤压瓶式的：储水量大，适用于幼儿、儿童、青少年、成人。

● 电动式的：分为便携式的和家用的，个人觉得家用的更耐用些，效果也更好。有的品牌的电动式洗鼻器可以控制水流大小，可喷水流、水雾或有脉冲式喷法。有的品牌的电动式洗鼻器使用的是胶囊型盐水粉末（就像胶囊咖啡机一样），使用比较方便，并且是一边向一侧鼻腔喷水，一边从另外一侧鼻腔向外吸水，效果更好些，适用于大一些的孩子如青少年。

除了上面介绍的电动吸鼻器外，还有和雾化机配成一套的洗鼻器，婴幼儿使用效果不错。

 孔大夫说

电动式和手动式洗鼻器，哪种好？

有些说法是电动的更加稳定，水流比较恒定，并且电动的目前有脉冲式出水的方式，可以形成对鼻窦的按摩作用，所以比手动的好。我个人感觉没有那么神奇，也没发现相关文章证明这一点，好像都是厂家自己的广告而已。但是，如果孩子的鼻窦炎非常严重、鼻涕非常难清理且需要长期洗鼻，那么可以使用容量大的电动洗鼻器。

还有一种洗鼻器是壶状的，叫作洗鼻壶，是依靠重力冲洗鼻腔。我个人认为冲力太弱，对于治疗脓鼻涕堵塞鼻孔的情况效果不好，一般不推荐使用。

■ 如何给孩子冲洗鼻腔？

对于新生儿和婴儿来说，使用盐水滴鼻剂进行洗鼻基本上都能把鼻涕从另外一侧鼻孔冲出来。具体做法是：让孩子侧卧，冲上面的鼻孔，注意对着鼻腔冲，不要对着鼻中隔冲，一下把水挤干净就行了，之后擦干净鼻涕，再让孩子侧卧到另一边，洗另一侧鼻孔，保证冲洗的鼻孔在上面。

● 对于小婴儿来说，除了采用滴鼻剂，还能使用吸鼻球或注射器式的洗鼻器洗鼻。孩子能坐后，还能选择坐着洗鼻，让孩子稍微向前低头保证鼻涕能流出来就行了。尽量保持孩子张着嘴，这样孩子鼻腔内、耳部压力没那么大，能舒服些。洗鼻的次数根据情况不同，每天1～5次，大孩子也一样。

● 对于幼儿（3岁以下），选择注射器式或者挤压式的都行，注意这么大的孩子可能不愿意让你给他洗鼻了，那家长就要注意方法、策略了，同时也要让孩子张着嘴或者一直发"啊"的声音，孩子能舒服些。

● 对于再大些的孩子、鼻窦炎较重的孩子，用注射器式的可能盐水量不够，就需要使用挤压瓶式的或者电动式的了，具体姿势和上面的方法一样。

注意，使用洗鼻盐配成洗鼻盐水时，最好用温开水，以37～40℃为好。配的时候注意卫生，避免感染。家长一定要注意！临床上我见过不少因为洗鼻导致细菌、寄生虫感染的病例。

■ 等渗和高渗盐水哪个好？能自己在家里配制吗？

等渗盐水的浓度是0.9%，和人体内的组织液浓度一样。高渗盐水浓度是1.5%～3%，大于3%的一般不用。至于哪个好，现在也没有定论，因为相关研究太少了。有的研究认为高渗盐水对治疗慢性鼻窦炎效果更好，但是也有研究发现高渗盐水会延长鼻腔黏膜纤毛清除时间、损害鼻黏膜的日常功能，不推荐使用。所以，别纠结这个问题了，您买的设备给您配的是哪种，您就用哪种。现在手动、电动的都配有洗鼻盐，溶到水里配好就行了；或者直接去医院开大包的生理盐水也行。

家庭配制的方法：如果家里只有一个吸鼻球，孩子鼻塞挺重，家长可以自己配盐水。方法是取5g无碘盐（家用的含碘盐会损伤鼻黏膜，不要使用），溶解到550ml 60℃左右的温开水里，即为0.9%的生理盐水了。等您配好后，温度差不多到40℃了，就可以使用了。当然，用沸水配也可以，之后晾到40℃再使用就行了。

如果家里没有电子秤，可以用勺子量。一茶匙就是 5g，要平平的一茶匙，不要冒尖。小孩子用不了这么多水的，就用两个最小的勺子配盐水就行了，最小的可以配 130ml，第二小的可以配 270ml。关于液体的量家长可以参考家里的奶瓶、水杯上的刻度。家用饮水机配的纸杯容积大约是240ml。家长自己估算下就行了，浓度高点儿没关系，可能效果会更好。

■ 洗鼻器的水量大好还是压力大好？

如果鼻涕非常稠厚，需要压力大点儿才能冲出来；但是如果是过敏性或感染性鼻炎－鼻窦炎，鼻涕多但不是很稠厚，并且还有炎症，那么用大量盐水低压力冲要比高压力低量盐水的效果好，因为大量的水冲得更干净。

忙碌爸妈速记指南

- 清理鼻腔能改善孩子鼻痒、流鼻涕、鼻充血、咳嗽的症状，减少抗生素的使用。
- 对于新生儿和婴儿，建议首选盐水滴鼻；对于 1 ～ 3 岁幼儿，建议用注射器式或挤压式洗鼻器。对于较大的孩子及鼻窦炎较重的孩子，建议用挤压瓶式或电动式洗鼻器。

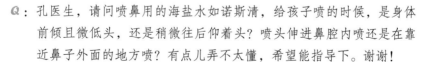

网友精选留言

Q：孔医生，请问喷鼻用的海盐水如诺斯清，给孩子喷的时候，是身体前倾且微低头，还是稍微往后仰着头？喷头伸进鼻腔内喷还是在靠近鼻子外面的地方喷？有点儿弄不太懂，希望能指导下。谢谢！

A：要低着头，避免将海盐水从鼻腔流到咽喉引起刺激性咳嗽。喷头伸入鼻腔效果更好。

附 录

孔大夫回答家长最关心的宝宝喂养问题

Q：孩子每天摄入的奶量应该是多少？

A：1岁以内的孩子，一天（24小时）摄入的奶量应为600～800ml，有些指南写700～900ml也正确，因为每个孩子的饭量确实不一样，但是再大也尽量不要超过1000ml；1～2岁的孩子，一天摄入的奶量应为400～600ml，且1岁以上的孩子可以喝鲜牛奶、酸奶了，也可以吃奶酪；2～6岁的孩子一天摄入的奶量建议在300～400ml；6～18岁的孩子一天摄入的奶量建议在300毫升左右。

Q：应给孩子补充维生素D到几岁？

A：其实可以给孩子一直补充到18岁。1岁以内，每日总量400IU；1～2岁每日总量600IU，虽然咱们国家参考国外指南的标准规定2岁以上就不用补充了，但考虑到饮食结构的问题，我还是认为单靠食物摄入是不够的；2～18岁，也建议每日补充600IU。

Q：是补充维生素AD制剂还是只补充维生素D就好？

A：都可以。根据指南内容，维生素A是不需要额外补充的，因为我们可以很容易从食物中获得。

但是，根据国内调查，在北京、上海、佳木斯等地方，婴幼儿及儿童体内维生素A的水平处于低水平，但是没有表现出什么症状，都是亚临床状态。按照这个调查，补充点总是好的。然而，这又涉及到具体家庭食物中维生素A的摄入情况，如果本来您家摄入的就多，比如每天绿色蔬菜摄入不少，每周吃一次动物肝脏，那再补充虽然没什么危害，但有些多余。

所以，就根据自家情况决定是否补充吧，如果害怕自己孩子维生素A摄入少，那就补上，每天补可以，隔天补可以，隔几天补也行；如果摄入的维生素 A 食物多，不补充也一点问题没有。

Q：要给孩子补充 DHA 吗？

A：DHA 对大脑发育很重要，尤其是 3 岁以内的孩子，要有足够的 DHA 摄入。如果孩子每周能吃两次海鱼（建议是三文鱼或者鳕鱼），每次能吃 50g 左右，一周在 100g 左右，那孩子的 DHA 摄入量是充足的，不用补充。如果孩子不爱吃鱼或者对鱼过敏，那可以补充 DHA，每天 100mg 就够了。

Q：要给孩子补充钙制剂吗？

A：不需要。因为如果孩子每日摄入奶量正常的话，不论是母乳还是配方奶、鲜牛奶，里面的钙都是足够的。另外，平时吃的肉类、豆腐里面也有大量的钙，所以，是不需要给孩子额外补充钙剂的。

Q：要给孩子补充锌制剂吗？

A：健康的孩子不需要额外补锌，正常的饮食就够了。锌在肉类、海鲜、肝脏里面含量丰富，只要孩子的每日摄入量符合下面问题答案中介绍的辅食结构，那就不缺锌，就不用补充了。

Q：孩子的辅食如何搭配？

A：不同年龄的孩子，辅食的饮食结构是不同的。以下是中国居民膳食指南推荐的：

●7～9 月龄：每日逐渐达到蛋黄和（或）鸡蛋 1 个，肉类、禽类或鱼类 50g，适量的强化铁米粉、厚粥、烂面等谷物；蔬菜和水果以尝试为主。不能吃鸡蛋的，增加 30g 肉类。如果婴儿以素食为主，要添加 5～10g 油，推荐亚麻籽油或者核桃油。

●10～12 月龄：每日鸡蛋 1 个，肉类、禽类或鱼类 50g，适量的强化铁米粉、厚粥、软饭、馒头等谷物；继续尝试蔬菜和水果。

●13～24 月龄：每日鸡蛋 1 个，肉类、禽类或鱼类 50～75g，强化铁米粉、面条、软饭、馒头等谷物 50～100g；继续尝试蔬菜和水果，例如尝试啃咬水果片、煮熟的蔬菜。

注意，上面写的都是生食的重量。

Q：要给孩子测量微量元素和骨密度吗？

A：不用查，没有什么用处。国家已经明令禁止对于健康的孩子进行微量元素检查，因为微量元素在血液中的量太少了，不能体现身体是否缺乏。关于骨密度，健康的孩子也无须进行检查，即使检查出来骨密度低，那也是提示孩子骨头生长太旺盛了，根本不是缺钙的表现。

Q：怎样给孩子吃水果更科学？

A：水果的营养比果汁好，建议孩子吃水果而不是喝果汁。6 月龄之上吃果泥，9 月龄左右能吃水果块了。1～3 岁的孩子，每日 1 杯（约 227g）水果；4～6 岁的孩子，每日 1～1.5 杯水果；7 岁以上的孩子，每日 2～2.5 杯水果。孩子腹泻时，不要通过喝果汁补液。

Q：孩子腹泻后如何进食？必须喝稀糊状食物吗？

A：这个其实不正确，孩子腹泻后，根据其耐受情况，决定孩子是吃稀糊状食物，还是正常吃固体食物。

如果孩子没有脱水，目前也不吐，先试着给孩子喝稀的，比如米粥、奶等食物，当然是少量多次地喝，比如一次喝 20～30ml；如果孩子喝了 2～3 次都不吐了，那就可以正常饮食了，之前孩子吃过的小面条、白面包、小馄饨、香蕉（不要太熟的）、苹果泥等都可以吃。这些食物也是少量多次地吃，如果孩子吃了就吐，那就回到稀糊状食物；如果吃了不吐，那就继续吃。

Q：如何区分孩子是食物过敏还是食物不耐受？

A：家长往往不容易区分自己的孩子是食物过敏还是食物不耐受，其实这样理解就好了：

食物不耐受是和摄入食物的剂量相关的，吃得少了没事；吃得越多，症状越重。如果发现孩子是这样的，那就是食物不耐受了，下次少吃点就行了。

食物过敏，是"全"或者"无"的关系，只要摄入的食物超过一个上限（这个上限非常低，基本上是孩子吃一点儿就达到了），就会出现反应；如果不超过这个上限，那么就不出现反应。

容易导致食物不耐受的食物有含乳糖、蔗糖的食物；含水杨酸盐的水果，如樱桃、桃子；等等。